Die Compensirung

der

Klappenfehler des Herzens.

Versuch einer mathematischen Theorie

von

Dr. Benno Lewy,

Assistenzarzt an der inneren Poliklinik des jüdischen Krankenhauses zu Berlin.

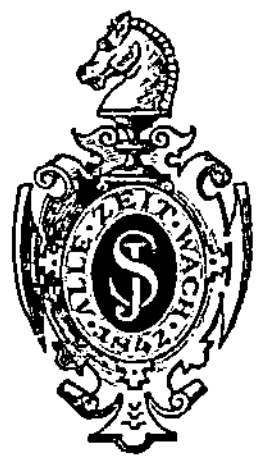

Berlin.

Verlag von Julius Springer.

1890.

ISBN 978-3-642-50583-6   ISBN 978-3-642-50893-6 (eBook)
DOI 10.1007/978-3-642-50893-6

Softcover reprint of the hardcover 1st edition 1890

Vorwort.

In der vorliegenden kleinen Arbeit habe ich den Versuch
gemacht, die Bedingungen, unter welchen die Compensation
der Klappenfehler des Herzens zu Stande kommt, mathematisch
zu berechnen. Diese Methode dürfte in der medicinischen
Wissenschaft, welche sich wesentlich der inductiven Methode
bedient, etwas ungewöhnlich erscheinen. Ich glaube aber berechtigt zu sein, einen solchen Versuch mit der deductiven Methode zu machen. Es ist bekannt, wie grossen Vortheil die
Physik aus der Benutzung der Mathematik gezogen hat und
beständig zieht; auch die biologischen Wissenschaften können
von diesem mächtigen Hilfsmittel der Erkenntniss mit Nutzen
Gebrauch machen. Wenn dies bisher wenig versucht wurde,
so lag dies wohl daran, dass nur wenige Mediciner sich ein-
gehender mit höherer Mathematik beschäftigt haben; denn es
ist allerdings nur diese, nicht die Elementarmathematik, welche
uns befähigt, an die hier in Frage kommenden Aufgaben her-
anzutreten. Da ich mich früher eingehend mit mathematischen
und physikalischen Studien beschäftigt habe, so bin ich in der
glücklichen Lage, die Hülfsmittel der mathematischen Analysis
anwenden zu können.

Selbstverständlich kann diese deductive Methode niemals zu anderen Ergebnissen führen, als die unmittelbare Beobachtung, da sie mit dieser niemals in Widerspruch gerathen darf; sie lehrt uns aber die Beobachtungen richtig deuten und zeigt uns bei dem hier behandelten Probleme der Klappenfehler, wie weit die an dem Herzen, den Arterien, dem Pulse zu beobachtenden Veränderungen auf der Compensation beruhen, wie weit sie mit ihr nichts mehr zu thun haben. Ich glaube deshalb, dass eine solche mathematische Theorie der Klappenfehler nicht werthlos ist.

Wenn die vorliegende Schrift anscheinend allzu reichlich mit mathematischen Formeln ausgestattet ist, so glaube ich dazu ebenso berechtigt zu sein, wie es dem Pharmakologen gestattet wird, seine Schriften, die doch auch für einen ärztlichen Leserkreis bestimmt sind, mit den verwickeltsten chemischen Formeln zu versehen. Ich habe mich bemüht, den Inhalt der Schrift so zu ordnen, dass sie auch dem mathematisch weniger geübten Leser leicht verständlich sein wird.

Berlin, September 1890.

Benno Lewy.

The mechanical motions which take place in an animal body
are regulated by the same general laws as the motions of inanimate
bodies. Thus the force of gravitation acts precisely in the same manner
and in the same degree, on living as on dead matter; the laws of optics
are most accurately observed by all the refractive substances belonging
to the eye; and there is no case in which it can be proved, that ani-
mated bodies are exempted from any of the affections to which inanimate bodies are liable. — As far as the functions of animal life de-
pend on the locomotions of the solids or fluids, those functions must
be capable of being illustrated by the consideration of the mechanical
laws of moving bodies; these laws being fully adequate to the expla-
nation of the connexion between the motive powers which are employed
in the system, and the immediate effects which they are capable of pro-
ducing in the solids or fluids of the body: and it is obvious, that the
inquiry, in what manner and in what degree the circulation of the blood
depends on the muscular and elastic powers of the heart and the arteries,
supposing the nature of these powers to be known, must become simply
a question belonging to the most refined departments of the theory of
hydraulics.

Thomas Young,

On the functions of the heart and arteries. Philos. trans. 1809.

I n h a l t.

                                                Seite

I. Einleitung. Die Compensationstheorien von v. Dusch und Riegel 1

II. Verengerung der Semilunarklappen der Aorta 27

III. Verengerung der Valvula mitralis 43

IV. Schlussunfähigkeit der Semilunarklappen der Aorta . . . 52

V. Schlussunfähigkeit der Valvula mitralis 99

VI. Die combinirten Klappenfehler 108

VII. Allgemeine Betrachtung der Klappenfehler 110

VIII. Die relative Prognose der Klappenfehler 118

I. Einleitung.

Die Compensationstheorien von v. Dusch und Riegel.

Seit der Entdeckung des Capillarkreislaufs durch Harvey hat es keinem Zweifel unterliegen können, dass die Bewegung des Blutes durchaus nach mechanischen Gesetzen erfolgt, dass daher die Gesetze der Blutströmung in gleicher Weise abgeleitet werden müssen, wie die irgend einer beliebigen anderen sich bewegenden Flüssigkeit. Für den normalen Kreislauf bei gesundem Herzen und normal functionirenden Klappen besitzen wir dementsprechend auch schon seit längerer Zeit Theorien, welche mit Hilfe der hydrodynamischen Lehrsätze durchgeführt worden sind. Der erste, welcher eine solche Theorie lieferte, war der berühmte Physiker Thomas Young, derselbe, welcher gleichzeitig mit Fresnel der Wellentheorie des Lichtes zum Siege verhalf und welchem wir den ersten Versuch einer Theorie der Farbenempfindung verdanken. Seine Gedanken finden sich in den „Philosophical Transactions, London" vom Jahre 1809 unter dem Titel „On the functions of the heart and arteries" niedergelegt. Seit den Arbeiten von E. H. Weber („Über die Anwendung der Wellenlehre auf die Lehre vom Kreislaufe des Blutes und insbesondere die Pulslehre" und „Theorie der durch Wasser und andere incompressible Flüssigkeiten in elastischen Röhren fortgepflanzten Wellen"), J. L. M. Poisseuille („Recherches sur le mouvement des liquides dans les tubes de très-petit diamètre", Comptes rendus 1840 und „Recherches sur la force du coeur aortique", Paris 1828) und A. W. Volkmann („Die Hämodynamik nach Versuchen", Leipzig 1850) gilt dann diese Frage der normalen Blutstömung, was ihren mathematisch-physikalischen Teil betrifft, im wesentlichen als abgeschlossen.

Besitzen wir demnach eine ausreichende Theorie des normalen Kreislaufs, so scheint, soweit ich habe die Literatur übersehen können, bisher eine gewisse Scheu bestanden zu haben, in gleicher Weise den pathologisch gestörten Kreislauf zu behandeln. Es liegen hier Fragen sehr mannigfacher Art vor. Man kann den Einfluss der Gefässerkrankungen untersuchen, man kann festzustellen suchen, wie die Blutströmung in einem kranken Organe vor sich geht u. s. w. Die wichtigste Frage aus der Pathologie des Kreislaufs ist offenbar die, in welcher Weise es der Organismus bewirkt, sich den sogenannten Herzklappen-fehlern anzupassen. Die Theorie des normalen Kreislaufs setzt voraus, dass die Herzklappen richtig functioniren, dass sie weit offenstehen, wenn Blut durch sie hindurchfliessen soll, und dass sie fest geschlossen sind, wenn diese Strömung beendet ist. Wir wissen andererseits aber, dass selbst recht beträchtliche Störungen im Klappenmechanismus verhältnissmässig gut ertragen werden, ja oft so gut, dass der Besitzer des Klappen-fehlers durch denselben in keiner Weise in seinen Lebensver-richtungen beeinträchtigt wird. Es findet mithin im allgemeinen eine sehr vollständige Compensation eines Klappenfehlers statt.

Es fehlt keineswegs an theoretischen Auseinandersetzungen über die Art und Weise, wie eine solche Compensation zustande kommt. In den Lehrbüchern der allgemeinen Pathologie und der innern Medicin wird sogar dieser Frage ein sehr aus-gedehnter Platz eingeräumt. Vergleichen wir indessen verschie-dene Autoren mit einander, so finden wir bei ihnen ganz ausser-ordentlich verschiedene Meinungen aufgestellt. Der eine erklärt die Aorten-Stenose für den am leichtesten zu compensirenden Klappenfehler, der andere die Mitral-Insufficienz, ein dritter wieder die Aorten-Insufficienz u. s. f.; der eine weist dem rechten Ventrikel für die Compensirung der Mitral-Insufficienz den wesentlichsten Anteil an, der andere meint dagegen, hier sei nur die linke Herzhälfte betheiligt . . . kurz es sind eine ganze Anzahl von Fragen, die hierbei der Erledigung harren. Klarheit kann hier offenbar nur von einer mathematischen Theorie erwartet werden, welche in ähnlicher Weise vorzugehen hat, wie dies bei der Untersuchung des normalen Kreislaufs geschehen ist.

In der That sind in den letzten Jahren von zwei Autoren, die auf dem Gebiete der Lehre von den Herzkrankheiten Hervorragendes geleistet haben, dahinzielende Versuche gemacht worden. Es sind dies Prof. F. Riegel und der leider unlängst verstorbene Prof. Th. v. Dusch.

v. Dusch macht den Versuch einer mathematischen Theorie der Wirkung eines Klappenfehlers auf die Blutströmung in einem in No. 34, Jahrgang 1888 der „Deutschen medicinischen Wochenschrift" erschienenen Artikel unter der Überschrift „Über die Folgen der Herzklappenfehler für den Kreislauf und deren Compensation". Riegel, den zu kritisiren v. Dusch in seiner Arbeit beabsichtigt, veröffentlicht seine Ansichten in einem in No. 20, Jahrgang 1888 der „Berliner klinischen Wochenschrift" erschienenen Aufsatze „Zur Lehre von den Herzklappenfehlern".

Riegel kommt l. c. zu folgenden Ergebnissen:

„Die Insufficienz einer Klappe schädigt zunächst den Kreislauf nicht, sie bewirkt keine ungleiche Blutvertheilung im Arterien- und Venensysteme, sie stellt zunächst nur eine Luxusarbeit dar. *Die Stenose bewirkt von Beginn an ungleiche Blutvertheilung,* sie schädigt von Anfang an den Kreislauf. Jede Insufficienz hat vermehrten Kraftverbrauch zur Folge, der aber nutzlos ist, jede Stenose bewirkt von Anfang an eine Aenderung im Kreislaufe."

Riegel macht an einer Stelle seiner Arbeit den Versuch, Formeln aufzustellen, ohne indessen genauer die Grösse der von den einzelnen Herzabschnitten getriebenen Blutmengen zu berechnen. — Er folgert dann weiter als nothwendig für jede Mitral-Insufficienz: dass der linke Ventrikel und der linke Vorhof hypertrophiren. Ferner: „Jede Insufficienz einer Klappe hat in den direct oberhalb und unterhalb der schlussunfähigen Klappe gelegenen Herzabschnitten eine Erweiterung zur Folge. Jede Stenose bewirkt von Anfang an eine Störung der Blutvertheilung in der Art, dass oberhalb der stenosirten Klappe das Blut sich staut, unterhalb zu wenig Blut ist.

„Bei der reinen Mitral-Insufficienz gehört daher die Dilatation des rechten Herzabschnittes nicht zur Compensation, vielmehr ist sie ein Zeichen der bereits eingetretenen Compensationsstörung".

Gegen diese Riegel'schen Sätze wendet sich v. Dusch in seiner Arbeit. Er sucht durch mathematische Berechnung der von den einzelnen Herzabschnitten getriebenen Blutmengen gerade das Gegentheil zu erweisen.

Er geht aus von dem Satze:

„Dass *ein dauernder Kreislauf* in geschlossenen Röhren, wie er in dem Organismus besteht, *nur dann möglich ist, wenn die Blutmenge, welche innerhalb einer gegebenen Zeit den Querschnitt des Gefässsystems durchströmt, an allen Stellen dieselbe ist".*

„Setzen wir den Fall, es entstehe z. B. durch Zerreissung von Sehnenfäden oder eines Klappensegels plötzlich eine Insufficienz einer venösen Klappe, so wird bei der nächstfolgenden Systole des Ventrikels ein Theil seines Inhalts in den Vorhof regurgitiren. Drückt man diesen Theil durch den Bruch $\frac{a}{b}$ aus, so wird von dem normalen Ventrikel-Inhalte, den wir mit V bezeichnen wollen, nur noch $V\left(1 - \frac{a}{b}\right)$ in die Aorta ausgetrieben werden, während $\frac{a}{b}V$ in den Vorhof zurückfliesst. *Während der nun eintretenden Diastole strömt dem Vorhofe und dem Ventrikel die durch die letzte unter normalen Verhältnissen erfolgte Systole ausgetriebene Blutmenge V aus den Venen zu. Der*

Ventrikel enthält nun die Menge $V\left(1 + \dfrac{a}{b}\right)$, bei der nächsten Kammersystole wird hiervon wieder der $\dfrac{a}{b}$te Theil, d. h. $V\left(1 + \dfrac{a}{b}\right)\dfrac{a}{b}$ in den Vorhof regurgitiren, während die in die Aorta eingetriebene Blutmenge, die wir mit V_1 bezeichnen wollen, dem vergrösserten Ventrikelinhalte $V\left(1 + \dfrac{a}{b}\right)$ weniger der regurgitirenden Blutmenge $V\left(1 + \dfrac{a}{b}\right)\dfrac{a}{b}$ entspricht, oder es ist

$$V_1 = V\left(1 - \frac{a^2}{b^2}\right).$$

Dieses Blutquantum wird wieder aus den Arterien in die Venen und in den Vorhof und Ventrikel gelangen.)* Der Ventrikel wird somit während der nächsten Diastole Blut enthalten:

$$V\left(1 + \frac{a}{b}\right)\frac{a}{b} + V\left(1 - \frac{a^2}{b^2}\right) = V\left(1 + \frac{a}{b}\right),$$

oder wieder dieselbe Blutmenge, als bei der vorhergehenden Diastole. Das durch die Aorta ausgetriebene Blutquantum V_1, die regurgitirende Blutmenge R und der Inhalt I des Ventrikels bei der Diastole bleiben von nun an constant und werden durch nachstehende Formeln ausgedrückt:

$$\text{I)} \quad V_1 = V\left(1 - \frac{a^2}{b^2}\right)$$

$$\text{II)} \quad R = V\left(1 - \frac{a}{b}\right)\frac{a}{b}$$

$$\text{III)} \quad I = V\left(1 + \frac{a}{b}\right).$$

„Der Zustand des Kreislaufs ist wieder ein stationärer geworden, es fliesst wieder in einer gegebenen Zeit dieselbe Blutmenge durch jeden Querschnitt des Gefässsystems; allein dieser neu etablirte Kreislauf weicht wesentlich von dem früheren ab, die Blutvertheilung ist eine andere geworden, die Arterien er-

---

*) Vgl. unten pg. 7.

halten weniger Blut, da $V\left(1 - \dfrac{a^2}{b^2}\right)$ stets $< V$ bleibt. Die Spannung in denselben sinkt, die Venen dagegen enthalten mehr Blut, der Druck in denselben nimmt zu, die Intensität des Kreislaufs ab, der Ventrikel und der Vorhof werden mit Blut überfüllt und erweitert . . . .

„Jeder Klappenfehler, gleichviel ob Insufficienz oder Stenose, mag er seinen Sitz an der venösen oder der arteriellen Klappe haben, schädigt von Anfang an principiell den Kreislauf . . . .

„Kein Herzklappenfehler am linken Herzen kann kompensirt werden ohne eine vorübergehende oder dauernde Mithilfe des rechten Herzens; ersteres ist der Fall bei den Fehlern an dem arteriellen Ostium, letzteres bei den Fehlern am venösen. Bei diesen erfolgt die Compensation für den grossen Kreislauf auf Kosten einer erhöhten Spannung im Lungenkreislaufe, bei jenen wird eine Wiederherstellung der normalen Kreislaufverhältnisse in allen Abschnitten des Gefässsystems durch vermehrte Arbeit des linken Ventrikels erfolgen. Aus diesem Grunde gestalten sich die Fehler am arteriellen Ostium prognostisch günstiger als die am venösen Ostium, am arteriellen gewährt die Stenose, am venösen die Insufficienz die bessere Prognose . . . .

„Eine Dilatation des rechten Herzens gehört daher zu den unmittelbaren Folgen der Mitral-Insufficienz".

Nach Riegel bedeutet demnach Hypertrophie bezw. Dilatation des rechten Ventrikels bei Mitral-Insufficienz bereits „gestörte Compensation", nach v. Dusch bedeutet sie im Gegentheil „Herstellung der Compensation".

Ich glaube, dass v. Dusch in seiner mathematischen Theorie, deren Versuch sicherlich sehr dankenswerth ist, nicht ganz glücklich gewesen ist. Ich bin der Meinung, dass er nicht zu ganz richtigen Schlüssen, insbesondere für die Insufficienz gelangt ist, und dass die Riegel'sche Entwicklung, wenn auch im einzelnen lückenhaft und ungenau, in manchen Beziehungen doch das richtige Ergebniss liefert.

Es scheint mir, dass eine wesentliche Voraussetzung bei v. Dusch nicht den thatsächlichen Verhältnissen entspricht, nämlich: dass ein dauernder Kreislauf in geschlossenen Röhren nur dann möglich ist, wenn die innerhalb einer gegebenen Zeit den Querschnitt des Gefässsystems durchströmende Blutmenge an allen Stellen dieselbe ist. Es müsste dann — die mit Cursivschrift gedruckten Stellen in dem Citate aus v. Dusch's Artikel enthalten diesen Schluss — immer eben so viel Blut aus den Hohlvenen in den Vorhof strömen, als bei der vorhergegangenen Ventrikelcontraction in die Arterienbahn getrieben und in ihr verblieben war. Ich sehe die Richtigkeit dieser Voraussetzung in keiner Weise ein. Bei einem Systeme starrwandiger Röhren würde diese Voraussetzung freilich zutreffen, da müsste genau so viel ausströmen als einströmt. Das Gefässsystem ist doch aber nicht starrwandig, es hat im Gegentheile biegsame, ganz ausserordentlich dehnbare, dabei fast vollkommen elastische*) und zudem noch mit einem eigenen Muskelapparate versehene Wandungen. Im Gefässsysteme des lebenden Körpers gilt jene Voraussetzung nur für die durchschnittliche Strömung, nicht aber braucht in jedem Augenblicke genau so viel auszuströmen, als soeben eingeströmt ist. Die Strömung in dem von Gefässmuskeln regulirten Gefässsysteme des lebenden Körpers erfolgt vielmehr vor allem nach dem Gesetze:

> „dass ein ausreichend mächtiger und kraftvoller Blutstrom immer dann und in dem Gebiete vorhanden ist, wann und wo er gebraucht wird". [Cohnheim, allg. Pathologie I pg. 108 ff.]

Die Dehnbarkeit der Gefässe erlaubt uns ganz gut die Annahme, dass mehr Blut durch das arterielle Ostium in die Aorta eintritt als aus den Hohlvenen ausströmt; dann erweitert sich eben das Gefässsystem im ganzen [vgl. weiter unten]; ebenso können wir uns denken, dass bei verringertem Zuflusse die Gefässe sich zusammenziehen, und dass infolge dessen in ihnen

---

*) Vgl. S. 74 ff.

ganz derselbe Druck herrscht als bei normaler Zuflussmenge:
da der venöse Ausfluss aber von dem in den Arterien herrschenden Drucke abhängt, so wird jetzt ganz dieselbe Menge
als früher ausfliessen.

Auf die Dauer ist es allerdings nicht möglich, dass in
die Arterien weniger Blut einströme, als aus den Venen aus-
fliesst, es würde daraus eine immer zunehmende Ueberfüllung
des Lungengefässsystems und eine Verarmung des Körperkreis-
laufs hervorgehen. Für einige Zeit jedoch, für eine bestimmte,
nicht zu grosse Anzahl von Herzcontractionen ist es vollkommen
denkbar, dass Zufluss und Abfluss einander nicht gleich
sind. Nehmen wir z. B. an, es würden bei einer Herzrevolution
20 Cubikcentimeter Blut weniger in die Aorta geworfen, als aus
den Hohlvenen zusammen während der nächsten Diastole in
den rechten Vorhof fliessen, so würden nach 10 Herzcontractionen im grossen Kreislaufe 200 Cubikcentimeter weniger, im
kleinen ebenso viel mehr als vorher sein, d. h. das Verhältniss
beider würde um 400 Cubikcentimeter zu Gunsten des kleinen
Kreislaufs verschoben sein. Ich glaube nicht, dass diese Differenz bereits irgend wie von Bedeutung sein kann, wechselt doch
der Blutgehalt der Organe je nach ihrer Thätigkeit oder Un-
thätigkeit in Grenzen bis zu 47 % [Landois, Lehrbuch der Physiologie § 105], also um viel höhere Werthe. Allmählich würde
freilich die Differenz immer grösser und mit dem Fortbestande
des Kreislaufs unverträglich werden. Jedenfalls ist aber an sich
die aus den Venen abfliessende Blutmenge unabhängig von der
in der zuletzt vorangegangenen Systole in die Arterien ge-
flossenen Blutmenge*). Nur der durchschnittliche Zufluss
muss gleich dem durchschnittlichen Abflusse sein, im einzelnen sind beträchtliche Differenzen ganz gut möglich.

Dazu kommt noch, dass das ins linke Atrium fliessende
Blut gar nicht unmittelbar aus den Körpervenen stammt, dass

---

*) Sie hängt ab von dem im Arteriensystem herrschenden
Drucke, der seinerseits durch die Gefässnerven regulirt wird.

somit der in den Körperarterien herrschende Druck, der ja in
letzter Quelle aus dem linken Ventrikel stammt, gar keinen
directen Einfluss auf die aus den Lungenvenen ausfliessende
Blutmenge hat. v. Dusch legt zwar seiner Betrachtung ein ein-
faches, nur aus Vorhof und Kammer bestehendes Herz (entsprechend dem Fischherzen) zu Grunde; bei dem doppelten
Herzen des Menschen liegen doch aber die Verhältnisse wesentlich anders als bei dem einfachen.

Man kann sich die Arbeit des linken Herzens vorstellen unter
dem Bilde einer Pumpe, welche aus einem gefüllten Behälter A
Flüssigkeit entnimmt und in einen anderen Behälter B überführt.
Der Behälter A ist das Lungengefässsystem, B das System der Körpergefässe. — Die Arbeit des rechten Herzens ist die einer Pumpe, welche
aus dem Behälter B der Körpergefässe Flüssigkeit entnimmt und in
den Behälter A der Lungengefässe überführt. Erst die Vereinigung
beider Pumpen schliesst den Kreislauf. Wir haben 2 Pumpen a und
b; die Pumpe a führt Blut von A nach B, die Pumpe b wieder in
einer anderen Leitung von B nach A. So circulirt eine bestimmte
Flüssigkeitsmenge (6 Kilo Blut normal). Es ist aber nicht erforderlich,
dass die jeweils in A und B vorhandenen Flüssigkeitsmengen constant
seien. Die in A vorhandene Menge kann abnehmen, dann wächst die
in B und umgekehrt. Bringt das linke Herz mehr Flüssigkeit von A
nach B, als das rechte von B nach A, so nimmt einfach die Flüssigkeitsmenge in A ab, die in B zu, und dies könnte theoretisch so lange
vor sich gehen, als überhaupt noch Flüssigkeit in A vorhanden ist.
Da die Körpergefässe ausdehnbare Wandungen haben, so ist ihr
Rauminhalt veränderlich, und daher ist es keineswegs erforderlich,
dass in jedem gegebenen Augenblicke nur so viel Blut aus den Venen
ins Atrium strömt, als vom Ventrikel ins arterielle System definitiv gebracht wird.

Sobald man diese Annahme v. Dusch's von der steten
Gleichheit des Zuflusses und Abflusses fallen lässt, so gelangt
man, auch bei Zugrundelegung seiner übrigen Voraussetzungen,
zu ganz anderen Ergebnissen für die Wirkung eines Klappenfehlers auf den Kreislauf.

Die weitere Entwicklung bei v. Dusch gründet sich wesentlich auf die Voraussetzung: dass bei einer Klappen-Insufficienz von der Blutmenge, welche in der unmittelbar
vorhergegangenen Systole durch die offene Klappe

geströmt ist, durch die undicht schliessende Klappe diastolisch ein bestimmter, der $\frac{a}{b}$te Theil zurückfliesse. Fliesst z. B. bei einer Mitral-Insufficienz während der Erschlaffung des Ventrikels in diesen aus dem Atrium die Menge V, so soll bei der Ventrikelsystole immer die Menge $\frac{a}{b}$ V zurückfliessen.

Ehe ich dazu übergehe zu untersuchen, wie sich der Kreislauf bei einem Klappenfehler gestaltet, wenn man diese zweite v. Dusch'sche Voraussetzung beibehält, die erste oben zurückgewiesene aber fallen lässt, will ich auf die Verhältnisse der normalen Herzthätigkeit so weit eingehen, als mir dies für die folgenden Entwicklungen erforderlich erscheint.

Bei einer Herzrevolution geben sich der Reihe nach folgende Erscheinungen zu erkennen: (Landois, Lehrbuch der Physiologie, IV. Aufl., S. 86):

A. Das Blut strömt in die Vorhöfe, welche hierdurch ausgedehnt werden.

Der Grund hierfür liegt:

1. In dem Drucke, unter welchem das Blut in den Enden der Hohlvenen und der Lungenvenen steht, welcher grösser ist als der Druck in den Vorhöfen.

2. In dem elastischen Zuge der Lungen.

B. Die Vorhöfe contrahiren sich. Dies hat zur Folge:

a) Ein leichtes Anstauen des Blutes in die grossen Venenstämme.

b) Die Erweiterung der erschlafften Ventrikel.

C. Die Ventrikel contrahiren sich, indem gleichzeitig die Vorhöfe erschlaffen.

Bei dieser Ventrikelcontraction sind noch 2 Stadien zu unterscheiden, in deren erstem die Kammer sich zusammenzieht, während sie in dem zweiten noch in der Systole verharrt, ohne dabei Blut auszutreiben.*)

---

*) Hermann, Handbuch der Physiologie IV, 1 S. 172.

Zeitlich haben wir die Reihenfolge:

1. Pause P mit Füllung des Vorhofes,
2. Zeitraum D = Contraction des gefüllten Vorhofs mit Diastole des Ventrikels,
3. Zeitraum S = Contraction des gefüllten Ventrikels mit Erschlaffung des Vorhofs.

Die Zeit S zerfällt in die beiden Theile T und U; in T contrahirt sich der Ventrikel und treibt seinen Inhalt in die Aorta, in U verharrt er noch in contrahirtem Zustande, ohne indessen auf die Fortbewegung des Blutes weiteren Einfluss auszuüben.

Um später Anzuwendendes vorweg zu nehmen, leistet also der Ventrikel Arbeit nur innerhalb der Zeit T.

Ich will im Folgenden diese Phasen der Herzbewegung immer mit den Buchstaben P, D, S, T, U bezeichnen.

Die Werthe dieser Zeiträume schwanken innerhalb ziemlich weiter Grenzen, je nach den Verschiedenheiten des Alters, des Geschlechts, der Körpergrösse, des Gesundheitszustandes, der Arbeit oder Ruhe u. s. w. Nach Landois (l. c. § 58) hat bei 74 Pulsschlägen in der Minute für einen gesunden Menschen P + D den Werth = 0,5 Secunden, S demnach den Werth 0,3 Secunden. Für T finde ich bei Hermann (l. c. IV, 1, S. 172) den Werth T = 0,185 Secunden, für U den Werth U = 0,115 Secunden angegeben.

Die Arbeitsleistung eines jeden Herzabschnittes besteht darin, dass er die Blutmenge, welche er in seiner Diastole aufgenommen hat, in der darauf folgenden Systole wieder hinauspresst, gleichgiltig wohin, ob durch die normalen Ostien oder durch nur unter pathologischen Verhältnissen offenstehende. Diese Arbeitsleistung ändert sich mit der zu bewegenden Blutmenge und mit dem zu überwindenden Drucke (ist aber von der Zeit, innerhalb welcher die Contraction erfolgt, unabhängig, insoweit von einer einzelnen Systole die Rede ist). — Jeder Herzabschnitt kann als ein musculöser Sack von ganz bestimmter Capacität betrachtet werden. Bei der Diastole wird dieser Sack bis zu diesem bestimmten Volumen ausgedehnt; zu dieser Ausdehnung ist nur soviel Arbeit erforderlich, als zur Ueberwindung der äusseren Reibung dient; weitere, elastische, aus der Cohäsion der Theilchen entspringende Widerstände treten bei dieser blossen Entfaltung eines präformirten Hohlraums nicht auf (zugleich wird der Betrag dieser Arbeit noch durch den elastischen Zug der Lungen vermindert). Dagegen wird die Wand des Sackes einer jeden ferneren Dehnung einen gewissen Widerstand entgegensetzen, und erst wenn dieser Widerstand überwunden ist, besitzt der Herzabschnitt eine grössere Capacität als zuvor. Ist aber dieser Widerstand einmal überwunden, ist die Wand des Sackes gedehnt, so beansprucht nunmehr die Entfaltung auch bei der vergrösserten Capacität keine merklich grössere Arbeit als zuvor. Also nur die Entstehung der Dilatation eines Herzabschnittes muss durch vermehrte Arbeitsleistung zu Stande kommen; ist der Abschnitt dilatirt, so setzt seine Wand der diastolischen Entfaltung nur den geringen — bei normalem Pericard — äussern Reibungswiderstand entgegen. Weiter unten (S. 59) wird auf diese Verhältnisse genauer eingegangen werden. (Vgl. noch S. 37.)

Bei seiner Systole presst sich jeder Herzabschnitt bis zum Volumen-Inhalte = o zusammen.*) Speciell betrachtet erhält der Ventrikel unter normalen Verhältnissen vom Vorhofe stets dieselbe Blutmenge (Landois, Physiol., § 96) von 178 ccm = 0,188 Kilo = A und presst diese ganze Menge in seine Arterie. Der Vorhof erhält ebenso stets ein ganz bestimmtes Blutquantum aus seinen Venen; von demselben werden 0,188 Kilo bei der Vorhofsystole in den Ventrikel befördert, möglicherweise fliesst ein, jedenfalls sehr unbedeutender, Antheil, auf den es für unsere Betrachtung nicht ankommt, in die klappenlosen Lungenvenen zurück. Die Vorhöfe sind mithin Blutbehälter, welche bei ihrer

---

*) Hermann, Physiol. IV, 1, pg. 349. „Die Contraction ist immer eine maximale, indem, soweit man es beobachten kann, der Vorhof bezw. die Kammer bei ihrer Systole alles in ihr enthaltene Blut hinaustreibt, also blutleer wird".

Systole 0,188 Kilo Blut in die Ventrikel schicken. Sie werden genau so lange Blut hineintreiben, bis der Widerstand der Ventrikelwand gegen die Dehnung, bezw. die inzwischen etwa einsetzende Ventrikel-Systole dem Drucke der Vorhofsmuskulatur das Gleichgewicht hält. Dabei ist es denkbar, dass die von den Atrien entwickelte Muskelkraft wechselt, hängt doch die bei einer Contraction von einem Muskel entwickelte Kraft von der Erregung der Muskelnerven ab; und wir können uns vorstellen, dass mit den wechselnden Blutbedürfnissen des Körpers der Erregungszustand der Herznerven reflectorisch wechselt. Wir können annehmen, dass bei vermehrtem Blutbedarfe des Organismus der Vorhof sich kräftiger zusammenzieht und dadurch in Stand gesetzt wird, die Ventrikelwand zu einer grösseren Capacität zu dehnen.

Bei der Entfaltung des Ventrikelhohlraums wirkt der Vorhof wesentlich als Antagonist der Kammer. Er hat ausserdem noch den seiner Systole Widerstand leistenden elastischen Zug der Lunge*) zu überwinden, und den Transport des Blutes aus seinem Innern in den Kammerraum zu leisten, (streng genommen: den Ventrikel emporzuziehen über das Blut hinweg). Da wir den Druck in der diastolisch erschlafften Kammer $= 0$ setzen können, so sind bei diesem Transporte wesentlich nur Reibungswiderstände zu überwinden.

Ebenso wie der Ventrikel hat der Vorhof eine bestimmte Capacität, über die hinaus er seiner Füllung einen Dehnungswiderstand entgegensetzt. Diese Capacität wird gerade so gross sein, um die für den Ventrikel zu liefernde und die geringe, etwa in die Venen zurückgestaute Blutmenge aufzunehmen, wird also vielleicht etwas grösser sein als die des Ventrikels.

---

*) $= 7,5$ mm Quecksilber oder 10 cm Wasser. Dieser Zug hat doch wohl nicht viel Bedeutung; denn der Ventrikel muss sich um eben so viel vergrössern, als sich das Atrium verkleinert. Indessen ist das systolisch contrahirte Herz doch im Ganzen kleiner (Meiokardie) als das diastolisch erschlaffte (Auxokardie in der Pause); daher kommt der Lungenzug doch in etwas zur Geltung.

Mit dieser Menge füllt er sich diastolisch. Soll er eine grössere Menge aufnehmen, so muss er gedehnt werden; die dazu nöthige Kraft kann, da der elastische Zug der Lungen eine wesentlich constante Grösse darstellt, nur durch stärkeren Druck des zuströmenden venösen Blutes geliefert werden; für das linke Atrium muss demnach der rechte Ventrikel die Arbeit der Ausdehnung behufs Capacitätsvermehrung übernehmen (vgl. unten S. 69).

Bezeichnen wir die den normalen Körperbedürfnissen genügende, für das betreffende Individuum als constant anzusehende Ventrikelcapacität, die ja im Uebrigen nach Alter, Grösse, Geschlecht wechselt, mit A,*) so haben wir bei einer einzelnen Herzrevolution folgende Phasen:

I. Das Atrium nimmt in der Zeit P aus den Venen eine Blutmenge auf, welche vielleicht etwas grösser als A ist. Da der etwa in die Venen zurückfliessende Antheil für die folgenden Betrachtungen ganz gleichgiltig ist, so können wir ihn ausser Acht lassen und sagen:

1. Phase P: Das Atrium nimmt aus den Venen die constante Blutmenge A auf.

2. Phase D: Das Atrium treibt die Blutmenge A in den sich entfaltenden Ventrikel.

3. Phase S: Der Ventrikel treibt die Blutmenge A in die Arterie.

Für die Untersuchung der Herzthätigkeit unter pathologischen Verhältnissen ist zu alledem noch hinzuzunehmen, dass jeder Herzabschnitt über sehr beträchtliche Reservekräfte verfügt, d. h. dass er auch bei erhöhten Widerständen seine Arbeit leisten kann (Cohnheim, allg. Pathol. I, pg. 78). Das Atrium kann auch bei im Ventrikel auftretenden vermehrten Widerständen (sobald dieselben nicht eine gewisse Höhe übersteigen) die gewohnten 188 Gramm Blut hineintreiben, es kann auch eventuell, die Kammerwand dabei dehnend, eine grössere Blut-

---

*) Durchschnittlich A = 178 ccm = 188 gr Blut.

menge eintreiben. Der Ventrikel kann ebenso seinen Inhalt unter verschieden hohem Drucke in die Arterie werfen, er kann die Arterie auch stärker als normal füllen.

Es darf natürlich nicht vergessen werden, dass ein wirklich stationärer Zustand des Kreislaufs nur dann besteht, wenn das Herz gerade so viel Blut aus den Venen entnimmt, als es in die Arterien treibt; wie oben eingehend gezeigt wurde, gilt aber diese Forderung keineswegs für eine jede einzelne Herzrevolution, sondern nur für die Summe aller. Vorübergehend, auch wohl einige Zeit hindurch, kann der arterielle Zufluss einen anderen Werth haben als der venöse Abfluss, ohne dass deshalb gleich der Kreislauf in Unordnung zu kommen braucht. Ja eine solche Verschiedenheit des arteriellen Zuflusses vom venösen Abflusse kann gerade dazu dienen, das durch irgend eine Ursache gestörte Gleichgewicht der Blutvertheilung wieder herzustellen.

Wie oben bereits hervorgehoben wurde, macht v. Dusch die Annahme, dass von dem Blutquantum, welches soeben in den Ventrikel, bezw. in den Anfangstheil der Aorta eingetreten ist, durch eine insufficiente Klappe immer ein bestimmter Bruchtheil zurückfliesse.

Ist, speciell betrachtet, bei einer Mitral-Insufficienz die Blutmenge V in den diastolisch erschlafften Ventrikel eingeflossen, so soll bei der nun folgenden Systole hiervon der $\frac{a}{b}$ te Theil $= \frac{a}{b}$ V zurückfliessen. Der Kürze wegen will ich α für $\frac{a}{b}$ setzen; dann soll also immer die Menge α V zurückfliessen. Der Werth von α ist constant, von dem Werthe von V unabhängig.*)

---

*) v. Dusch sagt bei Abtheilung seiner Formeln l. c.: „Absolut genau sind diese Formeln allerdings nicht; denn die Betrachtung zeigt, dass ein beharrlicher Zustand sich im Kreislaufe erst nach einer gewissen Anzahl von Herzcontractionen einstellen wird. Die Differentialgleichung, welche dies zum Ausdrucke bringt, ist jedoch eine sehr complicirte und der Unterschied im Resultate so minimal, dass derselbe vollkommen vernachlässigt werden kann."

Zunächst will ich feststellen, ob unter dieser Annahme eine Compensation bei einer Mitral-Insufficienz möglich ist, und auf welche Weise dieselbe zu Stande kommt.

Ist V der Ventrikel-Inhalt vor seiner Systole, so nehmen wir an, dass αV in den Vorhof zurückströme, dagegen $V - V\alpha = (1 - \alpha) V$ in die Aorta gelange und den Körperorganen zuströme. Soll diese in die Aorta in der Systole gebrachte Menge gleich dem normal erforderlichen Quantum A sein, so erhalten wir die Gleichung:

$$V (1 - \alpha) = A$$
$$V = \frac{A}{1 - \alpha},$$

d. h. in der Diastole füllt sich der Ventrikel bis zur Menge $\frac{A}{1 - \alpha}$; von derselben wird der Antheil

$$\alpha V = \frac{\alpha A}{1 - \alpha}$$

ins Atrium zurückströmen, der Theil

$$V (1 - \alpha) = A$$

in die Aorta gelangen. Um den Ventrikel in dem erforderlichen Maasse zu füllen, muss der Vorhof in ihn die Menge $\frac{A}{1 - \alpha}$ bringen. Da das Atrium aus der Kammer die regurgitirende Menge $\frac{A\alpha}{1 - \alpha}$ erhält, so hat es aus den Venen nur noch die Menge

$$\frac{A}{1 - \alpha} - \frac{A\alpha}{1 - \alpha} = A$$

zu entnehmen.

Ich kann mir nicht recht vorstellen, wie die Differentialgleichung der Herzbewegung bei einem Klappenfehler lauten soll, wenn man die v. Dusch'schen Voraussetzungen beibehält. Die von v. Dusch angewandte Methode kann doch nur zu Differenzengleichungen führen, die mir, wie im Texte gezeigt wird, allerdings ein wesentlich anderes Resultat liefern, als es v. Dusch ableitet. Differentialgleichungen der Blutbewegung bei Klappenfehlern können nur aus den hydrodynamischen Gleichungen der Physik entnommen werden; es werden im Folgenden derartige Gleichungen aufgestellt werden.

Wir erhalten daher einen vollständig stationären Zustand, in welchem die normale Blutmenge A aus den Lungenvenen in das linke Atrium fliesst, und eine ebenso grosse Menge bei jeder Systole dem Arteriensysteme, den Körperorganen geliefert wird.

Es wäre folglich bei Mitral-Insufficienz ein stationärer Zustand möglich, bei welchem der Körper in der normalen Weise mit Blut versorgt wird, d. h. eine Compensation, wenn wir annehmen, Atrium und Ventrikel seien zur Capacität $\frac{A}{1-\alpha}$ dilatirt und entleeren sich bei jeder Systole vollkommen.

Es lässt sich leicht zeigen, wie diese Compensation zu Stande kommen könnte.

Wir müssen zu diesem Zwecke verfolgen, eine wie grosse Blutmenge in jedem in Betracht kommenden Herzabschnitte in den einzelnen Phasen einer Herzrevolution vorhanden ist. Wie oben schon erwähnt wurde, können wir dabei für das Atrium die geringe in die Venen etwa zurückgestaute Blutmenge vernachlässigen und nur die in die Kammer gelangende berücksichtigen. Ebenso berücksichtigen wir für die Aorta immer nur die in der Systole neu hinzukommende Blutmenge.

Für den normalen Kreislauf gilt dann folgendes Schema:

Es ist der Inhalt von:

	Vorkammer	Kammer	Aorta
P	A	o	o
D	o	A	o
S	o	o	A

während { P, D, S

Nun trete die Mitral-Insufficienz ein. Dann fliesst nach v. Dusch's Annahme von der in der Vorhofs-Systole in die Kammer getriebenen Menge A der Theil αA zurück. Wir erhalten folglich für die erste nach Eintritt der Insufficienz zu Stande kommende Herzrevolution mit den Phasen P_1, D_1, S_1 folgendes Schema:

	Vorkammer	Kammer	Aorta
P_1	A	o	o
D_1	o	A	o
S_1	αA	o	$(1 - \alpha) A$

In der folgenden Pause P_2 fliesst nun wieder das normale Blutquantum A in den Vorhof aus den Lungenvenen ein — das rechte Herz arbeitet ja weiter —; es muss demnach der Vorhof jetzt die Menge $A + A\alpha = A(1 + \alpha)$ aufnehmen. Diese selbe Menge wird in den Ventrikel gebracht, und aus diesem fliesst der αte Theil wieder zurück. Für die folgende Herzrevolution folgt daher das Schema:

	Vorkammer	Kammer	Aorta
P_2	$(1 + \alpha) A$	o	o
D_2	o	$(1 + \alpha) A$	o
S_2	$\alpha (1 + \alpha) A$	o	$A (1 + \alpha)(1 - \alpha)$
			$= A (1 - \alpha^2)$

Bis hierher stimme ich durchaus mit v. Dusch überein. v. Dusch meint nun aber, dass jetzt in den Vorhof nur die in der ersten unter abnormen Verhältnissen erfolgten Systole ausgetriebene Blutmenge $A(1 - \alpha)$ einströme. Ich habe oben zu zeigen gesucht, dass diese Annahme sicherlich nicht in dieser absoluten Bestimmtheit zulässig ist. Warum soll der rechte Ventrikel nicht seine bisherige Blutmenge in das linke Herz treiben können? Weil schon Blut im Atrium vorhanden ist? Nach v. Dusch hat er es soeben noch gekonnt, wo auch schon Blut daselbst sich vorfand. Ob er die Menge $A\alpha$ oder die scheinbar grössere Menge $A\alpha(1 + \alpha)$ vorfindet, ist doch, da α bisher ganz unbestimmt gelassen wurde, gleichgiltig. Ich kann daher vorläufig ohne weiteres annehmen, dass constant die Menge A in den linken Vorhof einströme und dass entsprechend der Vorhof seinen ganzen Inhalt in den Ventrikel entleere. Unter dieser Voraussetzung ergiebt sich für die dritte Herzrevolution das Schema:

P_2 $A + A\alpha(1+\alpha)$
   $= A(1+\alpha+\alpha^2)$ o   o
D_2 o $A(1+\alpha+\alpha^2)$ o
S_2 $A\alpha(1+\alpha+\alpha^2)$ o $A(1+\alpha+\alpha^2)(1-\alpha)$
            $= A(1-\alpha^3)$

Ganz entsprechend verläuft die vierte Herzrevolution:

P_4 $A + A\alpha(1+\alpha+\alpha^2)$
   $= A(1+\alpha+\alpha^2+\alpha^3)$ o   o
D_4 o $A(1+\alpha+\alpha^2+\alpha^3)$ o
S_4 $A\alpha(1+\alpha+\alpha^2+\alpha^3)$ o $A(1+\alpha+\alpha^2+\alpha^3)(1-\alpha)$
            $= A(1-\alpha^4)$

Ferner die fünfte Herzrevolution:

P_5 $A(1+\alpha+\alpha^2+\alpha^3+\alpha^4)$ o   o
D_5 o $A(1+\alpha+\alpha^2+\alpha^3+\alpha^4)$ o
S_5 $A\alpha(1+\alpha+\alpha^2+\alpha^3+\alpha^4)$ o $A(1-\alpha^5)$

Bei der n ten Herzrevolution haben wir:

P_n $A(1+\alpha+\alpha^2+\dots+\alpha^{n-1})$ o   o
D_n o $A(1+\alpha+\alpha^2+\dots+\alpha^{n-1})$ o
S_n $A\alpha(1+\alpha+\alpha^2+\dots+\alpha^{n-1})$ o $A(1-\alpha^n)$

In der Klammer steht als Coefficient eine geometrische Reihe:

$$R_{n-1} = 1 + \alpha + \alpha^2 + \dots + \alpha^{n-1}.$$

Dieselbe hat den Werth:

$$R_{n-1} = \frac{1-\alpha^n}{1-\alpha}$$

Demnach verläuft die n te Herzrevolution unter der Wirkung der Mitral-Insufficienz nach dem Schema:

P_n $A\dfrac{1-\alpha^n}{1-\alpha}$ o   o

D_n o $A\dfrac{1-\alpha^n}{1-\alpha}$ o

S_n $A\alpha\dfrac{1-\alpha^n}{1-\alpha}$ o $A(1-\alpha^n)$,

d. h. bei der n ten Herzrevolution wirft das Atrium die Menge

$A\dfrac{1-\alpha^n}{1-\alpha}$ in den Ventrikel, welcher letztere hiervon die Menge

$A(1 - \alpha^n)$ in die Aorta bringt, während die Differenz $A\alpha \, \dfrac{1 - \alpha^n}{1 - \alpha}$ in den Vorhof zurückfliesst.

n ist nun eine ziemlich grosse Zahl, nach 1 Minute schon etwa $= 80$, nach 1 Stunde $= 4800$ u. s. w. Wir werden eine obere Grenze erhalten, der sich die zu berechnende Blutmenge nähert, wenn wir

$$n = \infty$$

setzen. Dann erhalten die soeben abgeleiteten Ausdrücke endliche bestimmte Werthe nur dann, wenn $\alpha < 1$ ist, was vorausgesetzt wird, da wenigstens ein Theil des Ventrikelinhalts in die Aorta gelangen muss, soll überhaupt ein Kreislauf zu Stande kommen. Für $\alpha < 1$ ist nun $\alpha^n = 0$ zu setzen.*) Mithin erhalten wir

$$R_n = \frac{1}{1 - \alpha}$$

und für die Herzaction folgendes Schema:

P	$\dfrac{A}{1 - \alpha}$	o	o
D	o	$\dfrac{A}{1 - \alpha}$	o
S	$\dfrac{A\alpha}{1 - \alpha}$	o	A,

d. h. nach einer gewissen Zeit wird ein stationärer Zustand erreicht sein, wobei durch jede Herzrevolution die normale Blutmenge aus den Lungen ins Atrium, von da in den Ventrikel und weiter in die Aorta gebracht wird, gleichzeitig aber die Menge $\dfrac{A\alpha}{1 - \alpha}$ beständig zwischen Vorhof und Kammer hin- und hergetrieben wird. Die Capacität von Atrium und Ventrikel ist um $\dfrac{A\alpha}{1 - \alpha}$ erhöht, beide Herzabschnitte haben in ihrer Systole

---

*) Selbst wenn man α ziemlich gross wählt, etwa $\alpha = 0,9$ setzt, sodass nur der zehnte Theil des Ventrikelinhalts in die Aorta gelangt, so würde bereits für $n = 100$, also nach 100 Herzrevolutionen

$$\alpha^{100} = 0,9^{100} = 0,000026,$$

d. h. ausserordentlich klein sein.

eine gegen die Norm um so viel vermehrte Blutmenge zu befördern, mithin müssen sie dilatirt werden und hypertrophiren.
Zur Compensation einer Mitral-Insufficienz würde somit eine
excentrische Hypertrophie des linken Vorhofs und der linken
Kammer nothwendig und hinreichend sein.

So sehr diese Theorie in befriedigender Weise die bei
einer Mitral-Insufficienz in Betracht kommenden Fragen zu er-
ledigen scheint, so lassen sich doch gewichtige Einwände gegen
sie erheben. Einmal ist es eine Annahme, die des Beweises
bedarf, dass immer ein bestimmter Bruchtheil des jeweiligen
Ventrikelinhalts regurgitirt. Dieser Beweis soll weiter unten ge-
führt werden, wobei die Grösse α zugleich genauer bestimmt
wird. Dieser Einwand würde sich demnach leicht widerlegen
lassen (vgl. S. 102).

Der andere Einwand ist dagegen sehr bedeutungsvoll. Es
wurde in der von v. Dusch und oben von mir gegebenen Entwicklung angenommen, dass Atrium und Ventrikel ganz beliebig
dehnbar seien, dass sie, die bisher die Menge A aufgenommen
haben, nun sofort auch die Menge A $(1 + \alpha)$ aufnehmen können.
Oben (S. 12) ist bereits angedeutet worden, dass eine solche
Dilatation nicht so ohne weiteres eintreten kann. Weiter unten
(S. 62) wird gezeigt werden, dass sehr beträchtliche Druckkräfte
erforderlich sind, um den Ventrikel zu dilatiren, dass also die
Annahme nicht erlaubt ist, dass eine plötzliche Vermehrung der
Capacität von A zu A $(1 + \alpha)$ im Laufe von wohl nicht einer
Secunde eintritt.

Damit ist aber die ganze obige und ebenso die ursprünglich von v. Dusch gegebene Entwicklung als unrichtig und
nicht den thatsächlichen Verhältnissen entsprechend widerlegt.

Endlich erlaubt die bisherige Theorie nicht, die verschiedenen Klappenfehler mit einander zu vergleichen. Die obige
Berechnung lässt sich allerdings in ganz entsprechender Weise
auch für eine Aorten-Insufficienz umgestalten, es ist damit aber
noch nicht die Möglichkeit gegeben, Aorten- und Mitral-Insufficienz wirklich zu vergleichen, ihren Einfluss auf den Kreislauf

gegen einander abzuschätzen. Es ist bekanntlich einer der umstrittensten Punkte aus der ganzen Lehre von den Klappenfehlern, ob die Schlussunfähigkeit der Mitralis oder die der Aorta die bessere Prognose giebt. Eine mathematische Theorie muss diese Frage lösen, aber nicht bloss für die Insufficienz, sondern auch für die Stenose. Bei letzterer würde eine im Atrium bezw. im Ventrikel bei der jedesmaligen Systole zurückbleibende Blutmenge die theoretische Grundlage abgeben, die dem regurgitirenden Blute bei Insufficienz entspricht .... wenn es eine solche zurückbleibende Blutmenge gäbe. v. Dusch betont, wie ich glaube, mit vollem Rechte, dass der Ventrikel sich trotz der Aortenstenose vollständig entleere. Hiernach würde jede Möglichkeit, Insufficienz und Stenose mit einander zu vergleichen, fehlen, wenn man nicht von ganz anderen Grundlagen ausgehen könnte.

Ich will aus allen diesen Gründen auf fernere Folgerungen, die aus den oben aufgestellten Formeln zu ziehen wären, verzichten und es vorziehen, eine mathematische Theorie der Herzfehler auf ganz anderem Wege zu begründen zu versuchen.

Ich stelle mir die Aufgabe, folgende Fragen zu beantworten:

Welche Wirkung hat irgend ein Klappenfehler (Defect oder Stenose) auf den Kreislauf?

Ist Compensation möglich?

Wie kommt sie zu Stande?

Welches ist die relative Prognose der einzelnen Klappenfehler?

Die erste Folge eines Klappenfehlers wird eine Behinderung der Blutströmung sein. Es wird bei einem Fehler des linken Herzens den Körperorganen weniger Blut als in der Norm zugeführt. An sich ist es durchaus denkbar, dass der Körper mit dieser verringerten Blutströmung ausreicht, und es ist dabei auch ein stationärer Kreislauf vollkommen möglich. Für letzteren ist nur erforderlich, dass das rechte Herz die Blutströmung durch die Lunge in entsprechender Weise herabsetzt.

Stauung kann dadurch leicht vermieden werden, der ganze Körper befindet sich aber unter Verhältnissen, die als nicht normale zu bezeichnen sind.

Es handelt sich daher darum, ob trotz des Klappenfehlers diese normalen Verhältnisse für die Versorgung der Organe mit Blut hergestellt werden können.

Für die Blutzufuhr zu den Körperorganen sind zwei Bedingungen zu erfüllen. Erstens soll ihnen eine bestimmte Blutmenge in der Zeiteinheit zufliessen und zweitens soll diese Blutmenge unter einem bestimmten Drucke stehen. Die erste Bedingung ist an sich klar. Die zweite folgt daraus, dass der Austausch von Organ- und Blutbestandtheilen durch die Capillarmembranen hindurch erfolgt, dass also eine Filtration stattfindet. Da eine Filtration stets von dem Flüssigkeitsdrucke abhängt, so wird eine Aenderung des Blutdruckes Einfluss auf den Stoffwechsel der Organe haben (Cohnheim, allg. Pathologie I, S. 493). Soll dieser Stoffwechsel der normale sein, so muss der Blutdruck den normalen Werth haben.

Die Körperorgane werden sich also unter wesentlich normalen Verhältnissen befinden, wenn ihnen trotz des Herzfehlers die normale Blutmenge unter normalem Drucke zufliesst. Da die Blutvertheilung im Einzelnen durch die Gefässmusculatur besorgt wird, so handelt es sich für uns nur um die Gesammtheit des Gefässsystems, d. h. also um die ganze, durch den Querschnitt des ganzen Gefässsystems fliessende Blutmenge und um den Aortendruck.

Der normale Aortendruck (und überhaupt der Arteriendruck) ist den normalen pulsatorischen Schwankungen unterworfen. Dieselben sind aber im Vergleich zum mittleren Drucke so gering, dass sie für die Blutbewegung im Ganzen nicht in Frage kommen. Wir werden sehen, dass diese Schwankungen bei Aorten-Insufficienz ausserordentlich hohe Werthe erreichen und nicht mehr vernachlässigt werden können. Die Forderung, dass derselbe Druck wie bei gesundem Herzen in den Organen herrsche, ist daher unerfüllbar; wir müssen uns damit begnügen, zu verlangen, dass derselbe mittlere Druck herrsche. Für die Filtration ist dies ja auch durchaus ausreichend.

Die Forderung der Compensation verlangt also, dass trotz des Herzfehlers durch das Gefässsystem in der Zeiteinheit die normale Blutmenge unter demselben mittleren Drucke als bei gesundem Herzen fliesse.

Die Frage der Prognose bedarf ebenfalls noch der genaueren Feststellung. — Es ist selbstverständlich, dass z. B. eine sehr hochgradige Verengerung der Aortenklappe den Kreislauf mehr stören wird, als ein kleines Loch in der Mitralis. Nicht so ohne Weiteres ist es aber zu entscheiden, ob eine Verengerung der Aortenklappen bis zur Verlegung der Hälfte der Lichtung, ebenso oder anders auf den Kreislauf wirkt, wie die Zerstörung der Hälfte der Klappe. Diejenige Erkrankung einer Klappe wird die relativ bessere Prognose geben, bei welcher dem Herzen die geringere Mehrarbeit aufgebürdet wird; denn durch Mehrarbeit muss jeder Klappenfehler compensirt werden. Die Compensation wird um so leichter erfolgen, je geringer der Betrag der erforderlichen Mehrarbeit ist; je geringer die nothwendige Mehrleistung ausfällt, desto länger wird das Herz sie ertragen, desto günstiger ist mithin die Prognose. Es handelt sich folglich um die Aufgabe: die zur Compensation eines Klappenfehlers dem Herzen zufallende Mehrarbeit zu berechnen.

Die Arbeit des Herzens besteht bekanntlich darin, die im Ventrikel enthaltene Blutmenge dem in der Aorta bezw. in der Pulmonalis herrschenden Drucke entgegen in die Arterie zu treiben. Dazu ist erforderlich, dass im Ventrikel systolisch ein gewisser Druck entwickelt wird. Ist p dieser Druck, V der Ventrikelinhalt, so ist das Product

$$V \cdot p = L$$

die vom Ventrikel in seiner Systole geleistete Arbeit. Ganz entsprechend ist die Arbeit des Vorhofs zu berechnen. Man sieht, die Grösse der Arbeit ist von der zu bewegenden Blutmenge und von dem dabei aufzuwendenden Drucke abhängig.

Da das Blut eine strömende Flüssigkeit ist, so gelten für seine Bewegung die hydrodynamischen Gesetze. Aus diesen werden wir daher die Theorie der Klappenfehler abzuleiten haben.

Es sei φ der Querschnitt irgend einer Klappe. Dann wird bei Insufficienz ein bestimmter Bruchtheil $\beta\varphi$ dieses Querschnitts beständig offen stehen, bei Stenose wird ein Bruchtheil $\beta\varphi$ beständig geschlossen sein, d. h. das Blut strömt bei Insufficienz durch eine Oeffnung vom Querschnitte φ vorwärts und regurgitirt durch eine Oeffnung vom Querschnitt $\beta\varphi$; bei Stenose strömt es durch den offen bleibenden Rest des Querschnitts, also durch eine Oeffnung $\varphi(1-\beta)$ vorwärts.

Wir können die Grösse β als anatomisches Maass des Klappenfehlers definiren und sagen: dass zwei Klappenfehler mit demselben Werthe von β als anatomisch gleichwerthig zu betrachten sind. Es ist dann zu bestimmen, in welcher Weise die Function des Herzens von dem Werthe von β abhängt.

β ist eine zwischen o und 1 liegende Grösse.

Die Rechnung ist bei Stenose eine ganz andere als bei Insufficienz; bei jener wird die Mehrarbeit durch einen Reibungswiderstand bedingt, bei dieser durch Vermehrung der zu treibenden Blutmenge; wir erhalten aber, wie wir sehen werden, vergleichbare Werthe.

Man kann bei der Berechnung die Schwere des Blutes vollkommen unberücksichtigt lassen. Die Schwere ist gewiss nicht ohne Einfluss auf die Bewegung des Blutes, mit jeder Lageänderung des Körpers ändert sich aber dieser Einfluss, und zudem ist er bei krankem Herzen kein anderer als bei gesundem. Dieser Einfluss besteht darin, dass das Blut in abhängigen Körpertheilen sich anstaut. Bei lebhafter Strömung, hinreichendem Arteriendrucke wird diese Stauung überwunden. Ist daher bei einem Klappenfehler die Strömungsgeschwindigkeit und der Arteriendruck so gross, als in der Gesundheit, so ist die Wirkung der Schwere aufgehoben, und wir brauchen sie daher für die Frage der Compensation nicht weiter in Betracht zu ziehen.*) Sinkt der arterielle Druck und damit die Strömungsgeschwindigkeit des Blutes unter ein gewisses Maass, so wird sich allerdings die Wirkung der Schwere geltend machen, es wird sich dann das Blut — ganz ebenso wie in der Leiche — in den abhängigen Theilen ansammeln, es wird Stauung daselbst eintreten. Es lässt sich leicht ermitteln, wie gross der arterielle Druck sein muss, um die Schwere des Blutes zu überwinden. Bei aufrechter Stellung wirkt dieselbe als ein Druck, der einer Blutsäule von im Maximum der Länge des Abstandes von den Füssen bis zum rechten Atrium entspricht. Rechnen wir für diese Entfernung beim Erwachsenen etwa die Länge = 1 Meter, so wird demnach der arterielle Druck erst dann nicht mehr im Stande sein, das Blut der Schwere entgegen emporzutreiben, wenn er unter den Werth 1 Meter herabsinkt, und auch da wird nur in den Füssen Stauung eintreten. Der normale Aortendruck beim Erwachsenen ist bekanntlich = 3,21 m, muss also schon sehr stark abnehmen, wenn er nicht mehr im Stande sein soll, die Schwere des Blutes zu überwinden. Beim horizontal liegenden Menschen ist der durch die Blutschwere bewirkte Druckunterschied weit geringer. Für den normalen Kreislauf als Ganzes betrachtet fällt er überhaupt heraus, da es sich um communicirende Röhren handelt und

----

*) Bei Eichhorst, specielle Pathol. und Therapie, I, S. 128, erste Auflage, findet sich unter Aorten-Insufficienz folgende Bemerkung: „Guéneau de Mussy hat die für viele Fälle zutreffende Beobachtung gemacht, dass Kranke mit Aortenklappen-Insufficienz eine horizontale Körperlage einzunehmen sich bemühen, während im Gegensatze dazu Patienten, welche an Functionsstörungen der Mitralklappen leiden, eine möglichst aufrechte Körperhaltung zu beobachten versuchen. Er bringt das damit in Zusammenhang, dass in aufrechter Körperstellung die Regurgitation des Blutes bei Aortenklappen-Insufficienz nach dem Gesetze der Schwere begünstigt wird".

Dieses letztere ist sicher ein unrichtiger Schluss. Denn die Aorta bildet ein gebogenes Rohr mit kurzem auf- und langem absteigenden Schenkel, wirkt also in aufrechter Körperstellung als Heber, die Strömung des Blutes vom Herzen weg höchstens begünstigend, die zum Herzen hin hindernd.

demnach der Röhreninhalt unter der Wirkung der Schwere allein überall gleich hoch stehen muss.

Die wirkliche Durchführung der erforderlichen Rechnung ist leider mit den Hilfsmitteln der elementaren Mathematik nicht zu erreichen; ich bitte deshalb um Entschuldigung, wenn die folgenden Untersuchungen dem medicinischen Leser zuweilen etwas z u mathematisch vorkommen. Die Elementarmathematik löst aber die gestellte Aufgabe nicht, während die Hilfsmittel der höheren Analysis es uns gestatten, die Wirkung der Klappenfehler auf den Kreislauf zu verfolgen. Die Schlussergebnisse sind in Zahlen ausdrückbar, frei von dem Ballaste mathematischer Zeichen und sind daher auch ohne besondere mathematische Vorbegriffe verständlich. Es ist auch wesentlich nur die Aorten-Insufficienz, welche die Aufstellung von Differentialgleichungen erforderlich macht, die anderen Klappenfehler verlangen nur algebraische Rechnungen.

Die absoluten Zahlen in den Berechnungen und den Tabellen beziehen sich auf die Maasse eines erwachsenen Mannes von mittlerer Körpergrösse. Um die Ergebnisse zu verallgemeinern, wurde stets die procentische Rechnung ausgeführt, und man findet dementsprechend in den Tabellen immer angegeben, in welchem Verhältnisse der Druck eines Herzabschnittes oder sein Volumen u. s. w. wachsen muss, damit Compensation eintrete. Wir finden z. B. bei Aorten-Stenose die Angabe, dass bei einem bestimmten Betrage der Verengerung der vom linken Ventrikel zu leistende Druck den 1,5 fachen Werth seiner normalen Höhe annehmen muss, falls der Herzfehler compensirt sein soll.

Ich beginne mit der Untersuchung der Klappenstenosen, da hier die Rechnung leichter ist als bei der Schlussunfähigkeit.

II. Verengerung der Semilunarklappen der Aorta.

Nach Riegel bewirkt jede Stenose von Beginn an eine ungleiche Blutvertheilung, in der Art, dass oberhalb der verengten Klappe das Blut sich staut, unterhalb zu wenig Blut ist. Als

Primärwirkung müsste demnach oberhalb der stenosirten Klappe eine Dilatation mit secundärer Hypertrophie, unterhalb eine concentrische Atrophie eintreten. Diese concentrische Atrophie... des Aortensystems bei Aortenstenose ... kann nur besagen, dass in den Arterien weniger Blut als normal strömt. Nach Riegel giebt es folglich bei Stenose keine Compensation.

Nach v. Dusch (l. c.) tritt dagegen bei Aortenstenose die Compensation leicht ein.

Nach Eichhorst, specielle Pathol. u. Ther., erste Aufl., I, S. 134 ist „eine Dilatation des linken Ventrikels bei einer reinen und uncomplicirten Aortenstenose keine nothwendige Folge."

Nach Gutmann, klinische Untersuchungsmethoden, V. Aufl.. S. 316 beobachtet man bei Aortenstenosis Hypertrophie und Dilatation des linken Ventrikels.

Die Angaben verschiedener Autoren widersprechen einander somit recht bedeutend.

Nach meiner Meinung liegt die Sache sehr einfach. Die Verengerung der Klappe setzt dem Einströmen des Blutes aus dem linken Ventrikel in die Aorta ein Hinderniss entgegen. Dieses Hinderniss hat aber nicht, wie Riegel es darstellt, zur Folge, dass nur ein Bruchtheil αV der im Ventrikel enthaltenen Blutmenge V in das Aortensystem gelangt*); der Ventrikel hat ja Reservekräfte und überwindet ein solches Hinderniss, so lange die dazu erforderliche Mehrarbeit nicht gewisse Werthe übersteigt, mit Leichtigkeit. Es strömt somit die volle Blutmenge $V = A = 0{,}188$ Kilo unter vollständiger Entleerung des Ventrikels in die Aorta. In dem Ausdrucke für die Arbeit (vgl. S. 24) bleibt also der Factor V unverändert, es ändert sich dagegen der Druck, welchen der Ventrikel auf seinen Inhalt ausüben

---

*) Wäre dies der Fall, so würde übrigens Compensation eintreten, sobald der Ventrikel zur Capacität $\dfrac{A}{\alpha}$ dilatirt wäre. Bei dieser Voraussetzung würde folglich excentrische Hypertrophie zur Compensation erforderlich sein. Die Voraussetzung entspricht aber nicht den Thatsachen und ist daher nicht haltbar.

muss, damit er dem Aortendrucke entgegen durch die Klappe fliesse. — Da das Hinderniss ein dauerndes ist, so kann der Ventrikel diese dauernde Mehrarbeit nur dadurch leisten, dass er hypertrophirt.

Es kommt mithin darauf an, diesen erhöhten Ventrikeldruck und die Mehrarbeit thatsächlich zu berechnen.

Bei gesundem Herzen strömt das Blut aus dem Ventrikel ein in eine Röhrenleitung, an deren Anfange (Beginn der Aorta. Aortenklappe) der Druck $= p$, an deren Ende (Venensinus) der Druck $= 0$ herrscht. Der ganze Druck p wird durch die Widerstände dieses Röhrensystems verbraucht; zu ihrer Ueberwindung muss die Arbeit $L = A \cdot p$ geleistet werden. (Vgl. S. 24.)

An jeder besonderen Stelle dieser Röhrenleitung wird durch den daselbst herrschenden Reibungswiderstand ein Theil des Druckes p verbraucht; dies gilt selbstverständlich auch von dem Anfangsstücke, der normalen, nicht verengten Aortenklappe selbst. Auch beim Strömen durch diese Stelle erleidet das Blut einen gewissen Widerstand, und es muss daher auf der dem Ventrikel zugewandten Seite der Klappe ein etwas höherer Druck herrschen, als auf der den Capillaren zugewandten. Wenn wir den Druck in der Aorta selbst, wie dies gewöhnlich geschieht, beim Erwachsenen gleich dem einer Wassersäule von 3,21 m setzen, so wird also im Ventrikel selbst und an der ihm zugewandten Seite der Klappenstelle ein etwas höherer Druck p herrschen, und es wird also sein

$$p = 3{,}21 + p_0.$$

p_0 wird hierin nur einen sehr kleinen Werth haben, da der Reibungswiderstand der gesunden Klappe sehr gering ist.

Eine ungefähre Vorstellung über den Werth von p_0 gewinnen wir durch folgende Ueberlegung. Nach v. Basch*) ist der Blutdruck in der Radialis gesunder kräftiger Leute im mitt-

---

*) v. Basch: Ueber die Leistungsfähigkeit des Herzens bei dessen Functionsstörung. Verhandl. des II. Congr. für innere Medicin 1883. S. 296.

leren Lebensalter zwischen 120 und 150 mm Quecksilber, oder zwischen 1,46 und 1,80 Meter Wasser. Von dem Ursprunge der Aorta bis zur Radialis geht somit ein Druck von 1,41 bis 1,75 Meter Wasser an den Reibungswiderständen der Arterien verloren. Von der Aortenklappe bis zur Arteria radialis ist eine Länge der Blutbahn von etwa 70 cm für einen mittelgrossen Mann zu rechnen. Auf dieser Bahn nimmt der Widerstand vom Herzen bis zur Radialis beständig zu, der Druck also immer schneller ab, je weiter man sich vom Herzen entfernt. Auf ein Centimeter der aufsteigenden Aorta kommt daher sicherlich für die Druckabnahme ein kleinerer Werth, als der 70. Theil der ganzen Druckabnahme ausmacht, also weniger als 2 cm Wasserdruck. Für die Klappenstelle können wir eine Länge rechnen, die sicher unter 0,5 cm bleibt. Beim gesunden Herzen liegen in der Systole des Ventrikels die Semilunarklappen der Aortenwandung dicht an, die Klappe bietet daher denselben Widerstand wie ein gleich langes Stück der aufsteigenden Aorta selbst. Es folgt daraus, dass p_0 höchstens $= 1$ cm Wasser sein kann, vermuthlich noch weit kleiner ist. Setzen wir thatsächlich $p_0 = 1$ cm, so bleibt als Aortendruck 3,20 m.

Die normal zu leistende Ventrikelarbeit ist alsdann nach dem obigen

$$L = 3{,}20\,A + A\,p_0.$$

Das Glied $3{,}20\,A$ bedeutet hierin die zur Ueberwindung der in den Arterien, Capillaren und Venen waltenden Widerstände nothwendige Arbeit, das Glied $A\,p_0$ bedeutet die zur Ueberwindung des Reibungswiderstandes der Klappenstelle nöthige Arbeit. Dieses zweite Glied ist bei normalem Herzen sehr klein ($< 0{,}01\,A$), kleiner als der 300ste Theil des ersten Gliedes und kann diesem gegenüber vollkommen vernachlässigt werden.

Dies ändert sich nun, wenn die Aortenklappe verengt wird. Jetzt wächst der Widerstand, den das Blut an der Klappe findet, die Druckdifferenz vor und hinter der Klappe wird grösser. Soll Compensation stattfinden, so muss folglich der

Ventrikel einen höheren Druck aufbringen, und zwar muss der systolische Ventrikeldruck gerade um soviel zunehmen, dass er auch jetzt den Widerstand der Gefässbahn und der Klappenstelle überwindet. Der für die Widerstände der Gefässbahn erforderliche Druck bleibt ungeändert, es wächst nur der von dem Widerstande der Klappenstelle aufgezehrte Druckantheil. Bezeichnen wir diesen letzteren mit p_1, so muss demnach der Ventrikeldruck nunmehr den Werth

$$p = 3,20 + p_1$$

annehmen, worin $p_1 > p_0$ ist. Die Ventrikelarbeit erlangt den Werth

$$L_1 = 3,20 \, A + A p_1.$$

Ich kann den Anfangstheil der Aorta, soweit er die Klappe umfasst, als eine Röhre vom Querschnitte φ und der Länge 1 betrachten. In dieser Länge ist bei Stenose die Aorta zum Querschnitte $\varphi (1 - \beta)$ verengt (vgl. S. 25). Zur Berechnung des jetzt zur Strömung durch diese engere Röhre erforderlichen erhöhten Druckes lässt sich die Formel von Poisseuille*) für die Bewegung von Flüssigkeiten in Röhren benützen. Diese Formel gilt ganz streng genommen zwar nur für verhältnissmässig enge Röhren; für weite Röhren ergiebt sie einen zu grossen Werth des Reibungswiderstandes. Bei geringen Graden der Verengerung liefert die Formel uns daher für den zur Compensation der Stenose erforderlichen Ventrikeldruck, zu grosse Werthe. Für beträchtlichere Verengerungen ist der berechnete Werth dagegen dem wirklich nothwendigen gleich. Wir werden sehen, dass die Rechnung bei geringen Graden der Stenose eine ungemein geringe Drucksteigerung ergiebt; in Wirklichkeit fällt daher die Drucksteigerung noch niedriger aus. Für die Werthe der Verengerung, bei welchen es sich um er-

---

*) Poisseuille, Recherches sur le mouvement des liquides dans les tubes de très-petit diamètre. Comptes rendus 1842 und 1843. Die theoretische Ableitung der Formel von Poisseuille findet man bei Kirchhoff, Vorlesungen über mathem. Physik, Mechanik, II. Aufl., S. 373. Bei Kirchhoff findet man auch die Differentialgleichungen entwickelt.

heblichere Beträge der Druckerhöhung handelt ist die Formel streng richtig. Jedenfalls erhalten wir auf diese Weise die Möglichkeit, den Einfluss der Aortenstenose auf die Herzthätigkeit zu beurtheilen.

Ich denke mir, dass der Querschnitt der Röhre ein Kreis vom Radius R sei, und betrachte ein beliebiges Stück dieser Röhre von der Länge $= 1$. Herrscht am Anfange dieser Röhre der Druck $= p$, am Ende der Druck $= p'$, so ergiebt sich das Volumen Q der in der Zeiteinheit durch einen Querschnitt fliessenden Flüssigkeit aus der Formel (Poisseuille u. Kirchhoff):

$$Q = \pi \, \frac{p - p'}{8\,k\,l} \, R^4.$$

Hierin ist k eine constante, die Reibung der Flüssigkeit bedingende Grösse; dieselbe ist von der Beschaffenheit der Flüssigkeit, nicht aber von dem Material der Röhre abhängig.

Diese Formel gilt sowohl für den normalen, als für den verengten Anfangstheil der Aorta.

Bei normaler Aorta vom Querschnitte φ war die Druckdifferenz $p - p' = p_0$. Durch den Anfangstheil fliesst folglich in der Zeiteinheit die Menge

$$Q = \pi \, \frac{p_0}{8\,k\,l} \, R^4.$$

Während der Zeitdauer s der Ventrikelcontraction strömt folglich durch den Anfangstheil der Aorta die Menge

$$Q = \pi \, \frac{s \cdot p_0}{8\,k\,l} \, R^4$$

worin $s = 0{,}185$ Secunden ist. Diese Menge ist gleich dem normalen Ventrikelinhalte.

Bei der Stenose hat das Anfangsstück der Aorta den Querschnitt

$$\varphi_1 = \varphi \, (1 - \beta).$$

Ich betrachte denselben ebenfalls als kreisförmig, vom Radius R_1. In Wirklichkeit hat er ja meistens eine andere Form; der dadurch begangene Fehler ist aber bedeutungslos für unsere theoretische Betrachtung. Ich setze daher

$$\varphi_1 = \varphi \, (1 - \beta) = \pi R_1^2.$$

Für die Durchflussmenge bleibt k unverändert, da es in strömenden Flüssigkeiten nur eine innere Reibung der Theilchen gegen einander, nicht an der Wand der Röhre giebt. Die Druckdifferenz sollte p_1 sein; die durchfliessende Menge ist somit für jede Ventrikelcontraction von der Dauer s

$$Q_1 = \pi \, \frac{s \cdot p_1}{8\,k\,l} \, R_1^4.$$

Da der Herzfehler compensirt sein soll, so kann ich für die Zeitdauer der Systole beide Male denselben Werth setzen (vgl. S. 41). Zur Compensation muss nun $Q = Q_1 = A$ sein. Daraus folgt

$$\pi \cdot \frac{p_0\,s}{8\,kl}\,R^4 = \pi \cdot \frac{p_1\,s}{8\,kl}\,R_1^4.$$

$$p_1 = p_0\,\frac{R^4}{R_1^4}.$$

Nun ist

$$\frac{\pi R^2}{\pi R_1^2} = \frac{\varphi}{\varphi_1} = \frac{\varphi}{\varphi\,(1 - \beta)} = \frac{1}{1 - \beta},$$

daher

$$p_1 = p_0 \cdot \frac{1}{(1 - \beta)^2}.$$

Während daher bei normalem Herzen die Arbeit

$$L = 3{,}20\,A + A \cdot p_0$$

zu leisten war, ist bei einer Aortenstenose die Arbeit

$$L_1 = 3{,}20\,A + \cdot \frac{p_0}{(1 - \beta)^2}$$

erforderlich, wenn vorausgesetzt wird, dass die zeitlichen Verhältnisse der einzelnen Phasen der Herzbewegung gegen die Norm nicht geändert seien.

Ist W_1 die zur Compensirung der Aortenstenose erforderliche Mehrarbeit, also $W_1 = L_1 - L$, so ist

$$W_1 = A \cdot p_0 \left(\frac{1}{(1 - \beta)^2} - 1 \right).$$

Der Werth der zu leistenden Mehrarbeit hängt folglich von p_0, d. h. von der Länge des verengten Stückes ab. Die gefundene Formel gilt ferner nicht bloss für eine Verengerung der eigentlichen Aortenklappen, sondern für jede beliebige Verengerung irgend eines Stückes der Aorta selbst, wie dieselbe z. B. durch Arteriosklerose oder durch angeborene Verengerung der Aorta u. s. w. zu Stande kommen kann. Je länger das von der Verengerung betroffene Stück der Aorta ist, um so grösser muss p_0 angesetzt werden, da das entsprechende normale Aortenstück um so länger ist, und einen um so grösseren Widerstand darbietet.

In dem besonderen Falle der Klappenverengerung ist die verengte Stelle nur kurz. Oben (S. 29) wurde gezeigt, dass p_0

sicher $<$ 1 cm Wasserdruck ist. Setzen wir $p_0 = 1$ cm, so erhalten wir für die Mehrarbeit W_1 und den Mehrdruck $p_1 - p_0$ Werthe, die jedenfalls von den wirklichen Beträgen dieser Grössen nicht überschritten werden.

Der Werth von $p_1 - p_0$ giebt an, um wie viel der Druck im Ventrikel zunehmen muss, damit trotz der Verengerung in der Systole die normale Blutmenge in die Aorta gelangt.

Die folgende Tabelle enthält die nach diesen Formeln berechneten zur Compensation der verschiedenen Grade der Aortenstenose erforderlichen Werthe des Druckes und der Arbeit, welche der linke Ventrikel zu leisten hat, damit die Stenose compensirt sei, und zwar in absoluten Zahlen und in Procentzahlen des normalen Betrages bei gesundem Herzen. p ist also der erforderliche Ventrikeldruck, L die Arbeit, β der Grad der Stenose.

Tabelle I (Aortenstenose):

β	p = Ventrikeldruck in Meter Wasserhöhe m	L = Arbeit in Kilogrammmeter K. M	procentische Zunahme der Arbeit und des Druckes gegen den Normalwerth %
0,01	3,210203	0,60405	100,00623
0,05	3,21108	0,60418	100,0342
0,1	3,212	0,60438	100,0622
0,2	3,2156	0,60505	100,174
0,3	3,2204	0,60596	100,323
0,4	3,2277	0,60733	100,55
0,5	3,24	0,60964	100,933
0,6	3,2625	0,6150	101,633
0,7	3,3111	0,623	103,14
0,8	3,45	0,649	107,464
0,9	4,20	0,790	130,79
0,95	7,20	1,354	224
0,99	103,20	19,404	3215

Die procentische Zunahme ist für die Arbeit dieselbe als für den Druck.

Für $\beta = 1$, d. h. für absoluten Verschluss der Aorta wird p und $L = \infty$, d. h. ein Kreislauf ist unmöglich. Für kleine Werthe von β bis zu $\beta = 0{,}5$, also bis zu einer solchen Verengerung, dass die Hälfte der Klappe beständig verschlossen bleibt, wächst der zur Compensation erforderliche erhöhte Ventrikeldruck nur ganz unbedeutend. Für $\beta = 0{,}5$ ist nur eine noch unter 3 cm bleibende Druckerhöhung nothwendig, und entsprechend ist die Arbeit erst um 0,00564 Kilogrammmeter gewachsen, also um eine Grösse, welche gegen den normalen Werth von 0,604 Kilogrammmeter der Ventrikelarbeit ganz verschwindet.

Wird β grösser, so wachsen Druck und Mehrarbeit beträchtlich. Für $\beta = 0{,}9$, wenn also nur noch der zehnte Theil der Klappe offen steht, ist ein Mehrdruck von 99 cm erforderlich und eine Mehrarbeit von 0,186 Kilogrammmetern, d. h. das Herz hat eine um etwa $^2/_7$ ihres normalen Werthes erhöhte Arbeit zu leisten, also schon einen recht merklichen Betrag.

Für $\beta = 0{,}95$, wobei nur noch der 20ste Theil der Aortenklappe offen steht, die Eintrittsstelle des Blutes folglich auf ein Loch von etwa 30 Quadratmillimeter Fläche beschränkt ist, ist ein Mehrdruck von fast 4 Meter erforderlich und eine Mehrarbeit von etwa 0,75 Kilogrammmeter, d. h. die Herzarbeit ist ungefähr verdoppelt. Für noch grössere Werthe von β steigen Druck und Arbeit noch viel beträchtlicher.

Nehmen wir für p_0 einen kleineren Werth, etwa nur $= 0{,}1$ cm an, so werden die Werthe des Mehrdruckes und der Mehrarbeit entsprechend verkleinert. Das allgemeine Ergebniss bleibt aber dadurch unbeeinflusst.

Verengerungen der Aortenklappen bis zu einer Verschliessung der Hälfte des Querschnitts werden daher gar keine nachweisbare Wirkung auf Kreislauf und Herzthätigkeit ausüben, da die erforderliche Mehrarbeit vollkommen innerhalb der physiologischen Breite liegt.

Eine beträchtliche Verengerung der Aortenklappen,
von einer Verschliessung von etwa $^9/_{10}$ des Querschnitts an, erfordert dagegen eine sehr erhebliche Vermehrung des
intracardialen Druckes und der Herzarbeit.

Diese Ergebnisse stimmen durchaus mit den von Cohnheim,
allg. Pathol. I, S. 49 angeführten Wirkungen einer künstlichen
Aorten- oder Pulmonalis-Stenosis durch Umschnürung überein.*)
Nur ist dabei zu berücksichtigen, dass, wenn man eine Arterie
durch Zuziehung eines umgelegten Fadens verengt, immer ein

---

*) „Beginnen wir mit der Stenosirung des Lungenarterien-
stammes, so hängt es ganz von dem Maasse der Drehung des Ligaturstäbchens ab, ob die Pulmonalstenose geringfügig oder hochgradig
wird. Nun dürfen Sie die Verengerung langsam und allmälig, aber
continuirlich, oder auch absatzweise verstärken, und zwar bis zu einem
Grade verstärken, dass sowohl das Auge, als auch der tastende Finger
eine sehr auffällige Einziehung an der Lungenarterie erkennt. — Sie
vermögen dessenungeachtet weder an der Femoralcurve, noch an dem
Venenmanometer auch nur die geringste Aenderung zu constatiren.
Das ändert sich erst, wenn die Stenosirung über einen gewissen Punkt
hinausgetrieben wird. Plötzlich sinkt jetzt der Arteriendruck steil
ab ... Sobald die Pulmonalschlinge nur ein wenig angezogen wird,
sehen Sie sofort den rechtsseitigen intracardialen Druck steigen, und
je mehr die Stenose zunimmt, desto mehr geht die Druckcurve des
rechten Herzens in die Höhe ... Seine grösste Höhe erreicht der intracardiale Druck in dem Augenblicke, wo die Arteriencurve rapide ab-
sinkt, und jetzt macht der Ventrikel noch eine Reihe, ich möchte
sagen, verzweifelter Anstrengungen ... In allem Wesentlichen durchaus übereinstimmend verläuft der Versuch, wenn die Schlinge um die
Aorta adsc. statt um die Pulmonalis gelegt wird. Auch hier pflegt
trotz immer zunehmender Verengerung des Aortenlumen der Arterien-
und Venendruck sehr lange Zeit gänzlich unverändert zu bleiben, bis
endlich der plötzliche und steile Abfall der Arteriencurve und das rapide Ansteigen des Venendruckes erfolgt ... Bei der Aorta macht
sich nicht, wie bei der Pulmonalis, schon der leise Beginn der Stenosirung sofort in der Steigerung des intracardialen Druckes geltend,
sondern die Drehung des Ligaturstäbchens muss schon etwas aus-
giebiger sein, ehe das Herz darauf reagirt." (Für letztere Thatsache
liegt die Erklärung in dem Umstande, dass der normale Druck im
rechten Ventrikel nur etwa $^1/_3$ des normal in der linken Kammer
herrschenden ist, eine Vermehrung des Druckes also schon bei geringeren absoluten Werthen von Einfluss wird. Anm. des Autors.)

längerer, etwa 1 bis 2 cm messender Bereich des Arterienrohrs verengt wird, wir also für p_0 einen entsprechend grösseren Werth ansetzen müssen. Es wird daher die starke Druck- und Arbeitserhöhung schon bei einem kleineren Werthe von β eintreten. Das allgemeine Ergebniss aber bleibt unverändert.

Bis zu einem gewissen Grade ist die Verengerung folglich eine ziemlich gleichgiltige Sache; bei höheren Graden muss der Herzdruck beträchtlich wachsen; bei stärkster Verengerung ist das Herz schliesslich ausser Stande, die erforderliche Mehrarbeit zu leisten.

Eine nicht zu hochgradige Aortenstenose, bis etwa zur Verschliessung des halben Querschnitts, hat demnach keine anatomisch nachweisbare Wirkung auf den Herzmuskel. Erst bei stärkerer Verengerung wird eine merkliche Hypertrophie des Ventrikels eintreten. Diese Hypertrophie wird auch noch bei sehr beträchtlicher Verengerung (etwa bis $\beta = 0{,}97$) zur Compensation ausreichen.

Die unmittelbare Folge einer etwas stärkeren Verengerung der Aortenklappen ist demnach, dass der linke Ventrikel an Masse zunimmt. Die Blutversorgung der Körperorgane findet dabei in der gewohnten Menge und unter normalem Drucke statt, so lange die Stenose nicht allzu hochgradig wird. Eben so wenig ändert sich die Dauer der einzelnen Phasen der Herzbewegung. (Vgl. weiter unten.)

Es ist nun noch zu untersuchen, ob und in wie weit die übrigen Herzabschnitte eine Aenderung in ihrer Thätigkeit erleiden. Wir sahen oben (S. 13), dass die Arbeit des linken Atriums darin besteht, seinen Inhalt in die linke Kammer zu entleeren und dabei die Kammerwand zu verschieben. Ist die Masse der Wand des linken Ventrikels grösser geworden, so gehört zu dieser Verschiebung eine etwas grössere Arbeit. Denn die Reibungswiderstände für diese Verschiebung sind wesentlich dieselben geblieben, während die zu bewegende Masse gewachsen ist. Immerhin erwächst also auch der linken Vorkammer eine etwas grössere Arbeit. An sich genügt aber zu dieser Verschiebung der Kammerwand eine sehr geringe Arbeit, da hierbei nur die pericardiale Reibung und die Reibung der einzelnen Herzfasern gegen einander zu überwinden ist, nicht aber ein etwa durch die Schwere der Theile verursachter Widerstand. Die auf die linke Vorkammer entfallende Mehrarbeit wird also ganz ausserordentlich gering sein und praktisch gar nicht in Betracht kommen.

Wenn ferner der von der Vorkammer zu leistende Druck zunimmt, so wächst der Widerstand, welchen das Blut beim Einströmen in sie aus der Lunge her findet; es muss demnach in entsprechendem Maasse der Druck in der Arteria pulmonalis und somit im rechten Ventrikel zunehmen. Aber auch diese, theoretisch gewiss erforderliche Drucksteigerung wird äusserst gering ausfallen und praktisch gar nicht mehr zur Geltung kommen. Eine einigermaassen genaue Abschätzung ist kaum möglich, da hierbei auch die wechselnde Körperlage in Betracht kommt. Es genügt, dass die hierdurch nöthig werdende Drucksteigerung sehr gering ist.

Die ganze Mehrarbeit entfällt somit auf den linken Ventrikel allein.

Es wäre nun denkbar, dass die vermehrte Arbeit, welche das Herz der bisherigen Theorie nach zu liefern hat, zum Theil von weiter zurückliegenden Herzabschnitten geleistet werden könne, zunächst vom linken Atrium und dann vom rechten Ventrikel. Man könnte meinen, das linke Atrium treibe seinen Inhalt mit vermehrtem Drucke, also auch mit vermehrter Geschwindigkeit in die linke Kammer, dadurch komme das Blut mit vermehrter lebendiger Kraft in den Ventrikel und fliesse nun leichter weiter in die Aorta. Bei unseren in der Technik gebräuchlichen Pumpen erleichtert in der That ein stärkerer Druck des zufliessenden Wassers das Spiel der Pumpe. Beim Herzen ist das aber nicht der Fall. Das Blut gelangt in die Kammer zu einer Zeit, wo die Aortenklappen geschlossen sind; es kann also nicht unmittelbar weiterströmen, sondern muss zunächst zur Ruhe kommen. Infolge des stärkeren Druckes wird die Kammerhöhle stärker gefüllt, dilatirt. Wäre das Herz elastisch in der Weise, wie es die Arterien sind, so würde dadurch die bisherige lebendige Kraft des einströmenden Blutes, in Form von Spannkraft aufgespeichert werden und nachher, bei der Kammersystole, wieder zur Verwendung kommen können. In dieser Weise ist das Herz aber nicht elastisch. Wie alle Gewebe des Körpers besitzt es ja gewiss Elasticität, und im Beginne einer verstärkten Vorhofsthätigkeit wird auf diese Weise in der That die Kammerarbeit in etwas erleichtert werden können. Sehr bald wird es aber dazu kommen, wozu es bei allen Hohlorganen des Körpers, welche nicht reichlich gelbes elastisches Gewebe besitzen, stets kommt, nämlich zu einer dauernden Erweiterung, einer Dilatation. Die verstärkte Vorhofsthätigkeit führt schliesslich demnach zu einer Dilatation des Ventrikels anstatt zu einer Verminderung seiner Arbeit. Im Gegentheil wird thatsächlich die Arbeitslast erhöht, da die Blutmasse, welche der Ventrikel befördern soll, vermehrt wird. — Ganz Entsprechendes gilt für eine etwaige Mehrleistung der rechten Herzhälfte.

Es ist demnach nicht möglich durch eine grössere Arbeitsleistung eines weiter zurückliegenden Herzabschnittes den linken Ventrikel zu entlasten.

Es ist daher auch nicht möglich, durch gesteigerte Thätigkeit des linken Vorhofs, der rechten Kammer u. s. w. den Herzfehler fernerhin zu compensiren, wenn sich der linke Ventrikel als zu schwach erweist, um die genügende Blutmenge durch die verengte Klappe zu treiben. Die Compensation bei Aortenstenose ist durchaus allein vom linken Ventrikel zu leisten. Ist derselbe von vornherein zu schwach, um das Hinderniss zu überwinden oder wird er es im Laufe der Zeit durch Degeneration seiner Muskelfasern, so ist die Blutversorgung des Körpers in der normalen Weise nicht mehr möglich.

Es wird alsdann zunächst ein Theil des Kammerinhalts bei der Systole zurückbleiben. Es sei dies der Betrag $= B$, so dass jetzt nur noch die Menge A — B in die Aorta gelangt. Wenn Atrium und rechtes Herz ganz wie bisher in ihrer Thätigkeit fortfahren, so sieht man ein, dass sehr bald eine Anhäufung des Blutes in den Lungenvenen zu Stande kommen muss, dass also Stauung in den Lungen eintreten wird. Wir werden später (S. 63) sehen, dass die Erweiterung der Herzhöhlen nur sehr langsam zu Stande kommen kann; berücksichtigen wir dies, so ergiebt sich, dass mit jeder neuen Herzrevolution immer etwa die Menge B in den Lungenvenen, die ja sehr leicht zu erweitern sind, zurückbleibt, dass also nach n Herzrevolutionen sich etwa die Blutmenge nB in ihnen angehäuft hat. Dadurch wächst der Widerstand, welchen das rechte Herz in seiner Thätigkeit findet, sehr schnell an; es wird also sehr bald der Fall eintreten, dass es nicht mehr die normale Menge A aus den Körpervenen in die Lungengefässe hineintreiben kann. Ausserdem muss es nach einer gewissen Anzahl von Herzrevolutionen dazu kommen, dass nicht mehr genügend Blut in den Körperarterien vorhanden ist, um dem rechten Herzen die jedesmalige Normalzufuhr A zu liefern. Beide Umstände führen dazu, dass der rechte Ventrikel eine verringerte Blutmenge bei jeder Systole in die Lungen wirft. Nehmen wir an, es habe diese verminderte Menge den Werth = A — B, so erhalten wir wieder einen stationären Zustand, indem gerade so viel Blut aus den Körpervenen in die Lunge gelangt, als aus der Lunge in die Arterien des Aortensystems. Es ist daher jetzt wieder ein dauernder Kreislauf ohne Stauung . . . die zunächst in den Lungen eingetretene Anhäufung von Blut wird sich sehr bald ausgleichen . . . möglich, nur auf der Grundlage, dass die systolisch in die Aorta getriebene Blutmenge verkleinert und dass damit der Aortendruck herabgesetzt ist. Ein wirklicher Kreislauf ist folglich jetzt nur unter der Voraussetzung möglich, dass dieser verringerte Aortendruck ausreicht, um die Widerstände in den Arterien, Capillaren und Venen des Körpers zu besiegen. Das wird, falls der Druck nicht zu sehr gesunken ist, der Fall sein, so lange die Ansprüche, welche der Körper an die Blutströmung macht, nicht sehr hoch sind, so lange vor allem der Körper sich in Ruhe befindet und nicht arbeitet.

Nimmt die Schwäche des linken Ventrikels noch mehr zu, so wird eine noch geringere Blutmenge in die Aorta gelangen, der arterielle Druck wird abermals sinken und der Kreislauf wird noch schwächer werden. Schliesslich wird der Zeitpunkt eintreten, wo der arterielle Druck nicht mehr ausreicht, um die Widerstände im grossen Kreislaufe zu überwinden; damit wird es zur Stauung gekommen sein, und zwar nach rückwärts in den Lungenvenen und nach vorwärts in den Körpervenen. In den letzteren kommt es unmittelbar zu einer Blutanhäufung in den abhängigen Theilen. Aus diesen wird normal das Blut der Schwere entgegen durch den arteriellen Druck getrieben, ist letzterer dazu zu schwach, so bleibt das Blut liegen wo es sich befindet und der immer noch neu hinzukommende arterielle Zufluss vermehrt seine Menge. (Von Einfluss auf die Bildung der Oedeme ist jedenfalls auch die mangelhafte Ernährung der Gefässwände.)

Die Folgen der Schwäche des linken Ventrikels bei Aortenstenose sind demnach Verminderung des arteriellen Druckes und Verlangsamung der arteriellen Blutströmung, Stauung in den Lungengefässen und in den Körpervenen.

Welche Bedeutung dies für die Ernährung des Körpers hat, braucht hier nicht auseinandergesetzt zu werden, da es sich für uns nur um die mechanischen Verhältnisse der Blutströmung handelt.

Es ist indessen möglich, durch eine Aenderung in der Dauer der einzelnen Phasen der Herzthätigkeit die Ansprüche, welche an den linken Ventrikel gestellt werden, herabzumindern.— Die durch die verengte Klappenöffnung während der Zeit s der Systole hindurchfliessende Blutmenge war

$$Q_1 = \pi \, \frac{s \cdot p_1}{8 \, k \, l} \, R_1^4.$$

Wenn die Zeit s gegen die Norm vergrössert wird, so kann p_1 verkleinert werden, ohne dass Q_1 abnimmt. Wenn folglich die

Zeitdauer einer Systole verlängert wird, so braucht der intracardiale Druck nicht mehr so hoch anzusteigen. Dadurch wird die Arbeit einer Systole verkleinert, und zwar ergiebt sich, wenn s_1 die neue Dauer der Systole ist, jetzt für die Mehrarbeit der Werth

$$W_2 = A \cdot p_0 \frac{s}{s_1} \cdot \frac{1}{(1 - \beta)^2} = W_1 \frac{s}{s_1},$$

wenn W_1 die Mehrarbeit bei normaler unveränderter Phasendauer ist.

Innerhalb der unendlich kleinen Zeit dt fliesst durch die normale Klappe die Blutmenge

$$\frac{\pi}{8} \frac{p_0}{k\,l} R^4 \, dt,$$

durch die verengte Klappe die Menge

$$\frac{\pi}{8} \frac{p_1}{k\,l} R_1^4 \, dt.$$

Es muss ferner die gesammte durchfliessende Menge beide Male denselben Werth haben, d. h. es ist

$$\frac{\pi}{8} \frac{p_1}{k\,l} s_1 R_1^4 = \frac{\pi}{8} \frac{p_0}{k\,l} s R^4 = A$$

$$p_1 = p_0 \frac{s}{s_1} \cdot \frac{1}{(1 - \beta)^2}.$$

Die in der Zeit dt erforderliche Mehrarbeit ist bei der Stenose

$$d W_2 = p_1 \frac{\pi}{8} \frac{p_1}{k\,l} R_1^4 \, dt = \frac{p_1}{s_1} \cdot \frac{\pi}{8} \frac{p_1 s_1}{k\,l} R_1^4 \, dt$$

$$d W_2 = \frac{p_1}{s_1} A \, dt$$

$$d W_2 = p_0 \frac{s}{s_1^2} \cdot \frac{1}{(1 - \beta)^2} A \, dt.$$

Integrirt man, so folgt

$$W_2 = p_0 \frac{s}{s_1} \cdot \frac{A}{(1 - \beta)^2} = W_1 \frac{s}{s_1}.$$

Thatsächlich beobachtet man bei artificieller und bei natürlich vorkommender Stenose, dass die Ventrikelcontraction abnorm langsam erfolgt.

Stenose (höheren Grades) des Ostium Aortae hat folglich Hypertrophie und Verlangsamung der Systole des linken Ventrikels zur Folge.

Bei dieser Verlangsamung der Systole kann ein gewisses Maass nicht überschritten werden; denn, falls die Anzahl der

Herzschläge unverändert bleiben soll, wie dies die Compensation voraussetzt, so müsste die Zeit der Ventrikelerschlaffung verkürzt werden, was nicht in unbegrenzter Weise möglich ist, da der Ventrikel genügender Ruhezeit bedarf. — Die Verkürzung der Ventrikeldiastole erfordert andererseits ein beschleunigtes Einströmen des Blutes aus dem Atrium in die Kammer, mithin eine Erhöhung des Vorhofdruckes, weil die Reibungswiderstände etwas wachsen. Bei höheren Graden der Aortenstenose wird folglich die S. 38 erwähnte Hypertrophie des linken Atriums und infolge dessen des rechten Ventrikels etwas grösser ausfallen, als bisher gezeigt wurde, wird aber immer nur ganz gering bleiben. Diese Hypertrophie der weiter zurückliegenden Herzabschnitte erleichtert durchaus nicht die systolische Ventrikelarbeit, sondern ist nur deshalb nothwendig, weil die diastolische Füllung der Kammer einen ein wenig höheren Druck verlangt als bei normalem Herzen, wird deshalb auch nur sehr geringe Werthe haben und physicalisch nicht nachweisbar sein.

III. Verengerung der Valvula mitralis.

Für die Stenose der Valvula mitralis gelten ganz entsprechende Ueberlegungen.

Ich betrachte die Oeffnung der gesunden Mitralklappe vom Querschnitte φ als eine kurze Röhre von der Länge 1; um den Widerstand dieser Röhre zu überwinden, ist wieder ein Druck p_0 erforderlich, der ebenfalls nur gering zu sein braucht, jedenfalls, da φ hier grösser ist, noch kleiner ist, als die entsprechende Grösse bei der Aorta. p_0 wird daher auch hier < 1 cm Wasser sein. Bei Stenose muss vom Atrium ein höherer Druck p_1 entwickelt werden, der ganz ebenso wie oben zu berechnen ist.

Nun ist der normal vom Atrium zu entwickelnde Druck sehr gering. Es gelang mir nicht, irgendwo genaue Zahlenangaben für ihn zu finden. Eine ungefähre Schätzung erhält man dadurch, dass das Atrium im Stande ist, den elastischen Zug der Lungen, so lange derselbe mittlere Stärke hat, zu überwinden, dazu aber bei stärkerer Inspiration nicht mehr im stande ist. (Landois, Physiol. § 66). Der mittlere elastische Lungenzug beträgt nach Donders 7,5 mm Hg $= 10$ cm H_2O. Ausserdem hat das Atrium noch Reibungswiderstände zu überwinden. Der von ihm systolisch ausgeübte Druck wird daher etwas grösser sein als 10 cm Wasser, aber nicht viel über 10 cm. Es folgt daraus, dass schon eine mässige Verengerung der Mitralis einen relativ grossen Einfluss ausüben wird. Während bei der Aortenstenose für $\beta = 0,8$ der Ventrikeldruck nur um etwa $1/3$ seines Werthes gesteigert wird, ist bei Mitralverengerung für denselben Werth von β der Vorhofsdruck schon etwa verdreifacht gegen seinen normalen Werth. Das Atrium wird daher eine Verengerung der Mitralis bei weitem nicht in demselben Maasse compensiren können, als der Ventrikel die Aortenstenose compensirt. Geringe Verengerungen der Klappe, etwa bis $\beta = 0,3$ werden auch hier ziemlich belanglos sein. (Vgl. Tabelle II.)

Die Mitralstenose führt demnach zunächst zu einer Hypertrophie der linken Vorkammer ohne Dilatation. Es treten aber noch weitere Veränderungen am Herzen ein.

Aus ähnlichen Gründen, wie sie S. 38 entwickelt wurden, hat die Hypertrophie der linken Vorkammer sofort eine, wenn auch geringe Drucksteigerung im rechten Ventrikel zur Folge, da der linke Vorhof schwerer beweglich geworden ist. Dieser Umstand bedingt jedoch nur eine geringe Drucksteigerung rechts. Ein anderer Umstand wirkt dagegen ziemlich beträchtlich druckerhöhend auf die rechte Kammer und bedingt es, dass die blosse Hypertrophie der linken Vorkammer zur Compensirung der Mitralstenose nicht ausreicht.

Wir sahen S. 10 dass bei jeder Contraction der Vorkammer eine Stauung des Blutes in die Lungenvenen hinein stattfindet. Es findet nicht etwa ein eigentliches Zurückwerfen des Blutes aus der Vorkammer in die Lungenvenen hinein statt . . . dazu ist der Vorhofsdruck zu niedrig . . . es wird aber das weitere Einströmen des Blutes aus der Pulmonalis in die Vorkammer unterbrochen oder wenigstens vermindert. Nimmt nun der Druck in der Vorkammer während ihrer Systole zu, wie er dies zur Ueberwindung des Hindernisses der verengten Mitralklappe thun muss, so wird diese Strömung noch mehr vermindert. Ja es kann jetzt geschehen, wenn der systolische Vorhofsdruck immer mehr wächst, dass wirklich ein Zurückwerfen von Blut aus der Vorkammer in die Lungenvenen hinein stattfindet, und dass das so zurückgeworfene Blut erst wieder in der nächsten Vorhofsdiastole zurückfliesst. Diese Behinderung des Einströmens von Blut aus den Lungenvenen in die linke Vorkammer muss compensirt werden und zwar durch Erhöhung des Druckes in der Arteria pulmonalis, d. h. es muss der systolische Druck der rechten Kammer wachsen.

Unter normalen Verhältnissen können wir annehmen, dass der Druck P in der Arteria pulmonalis, den wir dem Drucke in der rechten Kammer gleichsetzen, etwa $^1/_3$ des Werthes des Aortendruckes erreicht (Landois, Physiol. § 93), d. h. es ist ungefähr

$$P = 1{,}07 \text{ m Wasser.}$$

In der linken Vorkammer herrscht während der Pause und während der Kammersystole der Druck $= 0$, während der Vorkammer-Systole (Zeitraum D, S. 11) der Druck $p_0 = 10$ cm Wasser, wie wir oben angenommen haben und auch weiter annehmen wollen. Der Zeitraum D der Vorhofscontraction hat nach Gibson (citirt bei Landois, Phys. § 58) den Werth $D = 0{,}12$ Secunden. Nun ist die Blutmenge, welche aus der Pulmonalis in die Vorkammer strömt, proportional der Druckdifferenz $P - p$, wenn p der jeweilige Vorhofsdruck ist. Diese überströmende Blutmenge ist $= A = 0{,}188$ Kilo. Während der Zeit der Pause und der Kammersystole, einer Zeit von der Länge 0,68 Secunden ist $p = 0$, während der Zeit 0,12 Secunden ist $p = p_1 = 10$ cm. Daraus folgt

$$A = a \cdot 0{,}68 \, P + a \cdot 0{,}12 \, (P - p_1).$$

Hierin ist a eine constante, vom Bau der Lungengefässe abhängige Grösse. Man erhält hieraus (den Druck als Gewicht in Kilo berechnet)

$$0,188 \text{ Kilo} = a \cdot 0.8 \cdot P - a \cdot 0,12 \, p_1$$
$$= a \, (0,8 \cdot 0,107 - 0,12 \cdot 0,01) \text{ Kilo} \cdot \text{Secunden}$$
$$0,188 = a \cdot 0,0844 \text{ Secunden}$$

$$a = \frac{2,23}{\text{Secunden}}.$$

Nunmehr werde die Mitralis verengt, d. h. vom Querschnitte φ zum Querschnitte $\varphi \, (1 - \beta)$ gebracht. Dann ist jetzt ein Vorhofsdruck p' erforderlich, um die Menge A in derselben Zeit $D = 0,12$ Secunden hindurchzutreiben und zwar ist p' folgendermassen zu bestimmen. Der normale Vorhofsdruck p_1 setzt sich zusammen aus dem constant bleibenden Antheil p_2 zur Ueberwindung des Lungenzuges, der pericardialen Reibung u. s. w. und aus einem veränderlichen Theile p_0, zur Ueberwindung des Reibungswiderstandes der Klappe. Setzen wir. wie es oben geschah, $p_0 = 1$ cm, so muss der constant bleibende Theil $= 9$ cm gesetzt werden. Diese Zahlen werden uns wenigstens, auch wenn sie nicht streng richtig sind, eine ungefähre Vorstellung von den Aenderungen des Druckes geben. Normal ist also der Vorhofsdruck

$$p_1 = 9 \text{ cm} + 1 \text{ cm} = 0,09 \text{ m} + p_0.$$

Nun war nach den früheren Formeln zur Ueberwindung der Reibung der verengten Klappe ein Druck p'_0 erforderlich, der bestimmt ist durch die Gleichung

$$p'_0 = \frac{p_0}{(1 - \beta)^2}.$$

Der Vorhofsdruck ist folglich jetzt

$$p' = 0,09 \text{ m} + \frac{0,01 \text{ m}}{(1 - \beta)^2} \text{ Wasser.}$$

Der jetzt erforderliche Druck P' in der Arteria pulmonalis bestimmt sich daher durch die Gleichung

$$A = 0,188 \text{ Kilo} = a \cdot 0,8 \, P' - a \cdot 0,12 \, p'$$
$$P' \, a \cdot 0,8 = 0,188 \text{ Kilo} + a \cdot p' \cdot 0,12.$$

Da, wie wir sofort sehen werden, der Pulmonalisdruck wächst, so müssen sich die Lungengefässe erweitern, infolge dessen nimmt der Widerstand der Blutströmung in den Lungen ab und die Grösse a muss wachsen. Streng genommen ist daher a veränderlich. Wir wollen aber, da es sich doch nur um eine Abschätzung der Werthe handelt, von dieser Erweiterung der Lungengefässe absehen, und a als constant betrachten. Dann folgt

$$1{,}784 \, P' = 0{,}190 \, \text{Kilo} + \frac{0{,}0002676}{(1 - \beta)^2} \, \text{Kilo}$$

$$P' = 1{,}068 + \frac{0{,}0015}{(1 - \beta)^2} \, \text{Meter Wasser}$$

$$p' = 0{,}09 + \frac{0{,}01}{(1 - \beta)^2} \, \text{Meter Wasser.}$$

Diese beiden Formeln ergeben den Druck p' des linken Vorhofs und den Druck P' der rechten Kammer, welche zur Compensirung einer Mitralstenose vom Werthe β erforderlich sind.

Wollte man in der Berechnung des Druckes P' des rechten Ventrikels die Erweiterung der Lungengefässe berücksichtigen, so würde folgende Formel zu benützen sein

$$A = 0{,}188 \, \text{Kilo} = 0{,}8 \,.\, b \, P' \, e^{cP'} - 0{,}12 \,.\, bp' \, e^{cP'}.$$

Hierin ist e die Basis der natürlichen Logarithmen, b und c sind Constanten, welche von den Dimensionen der Lungengefässe abhängen. Die Formel ergiebt sich aus den Gleichungen, welche S. 74 für die Ausdehnung der Gefässe abgeleitet werden. Für die Berechnung der Mitralstenose reichen aber die obigen angenäherten Ausdrücke aus.

Die folgende Tabelle giebt die zahlenmässigen Werthe von p' und P' an.

Tabelle II (Mitralstenose):

β = Betrag der Verengerung,

p = normaler Vorhofsdruck,

p' = für die Compensation erhöhter Vorhofsdruck,

P = normaler Druck der rechten Kammer,

P' = für die Compensation erhöhter Druck der rechten Kammer.

β	p' in Meter Wasser	p' in % von p	P' in Meter Wasser	P' in % von P
0,01	0,100203	100,203 %	1,07	100 %
0,05	0,10108	101,08	1,07	100
0,1	0,102	102	1,07	100
0,2	0,106	106	1,0704	100,04
0,3	0,110	110	1,071	100,1
0,4	0,118	118	1,072	100,2
0,5	0,13	130	1,074	100,4
0,6	0,153	153	1,077	100,7
0,7	0,201	201	1,085	101,4
0,8	0,34	340	1,107	103,4
0,9	1,09	1090	1,213	114,8
0,95	4,09	4090	1,668	156
0,99	100	10000	16,07	1560

Der zur Compensation nothwendige Druck wächst somit im Vorhofe bei weitem rascher als im rechten Ventrikel; für letzteren ist er noch so gut wie gar nicht . . . um 0,4 % vermehrt, wenn er im Vorhofe schon um 30 % gestiegen ist. Für geringe Werthe der Mitralstenose, bis zum Verschlusse von etwa $^1/_3$ der Klappe, ist die Drucksteigerung im Vorhofe noch ziemlich gering, unter 10 %, also wohl innerhalb der physiologischen Grenzen; für den Verschluss der Hälfte der Klappe wächst der Druck um 30 %; ist nur noch $^1/_5$ der Klappe offen, so ist der Vorhofdruck schon mehr als verdreifacht. (Die procentische Zunahme erfolgt somit weit schneller, als bei der Aortenstenose.) Für diese doch schon recht beträchtliche Verengerung ist der Druck im rechten Ventrikel erst um 3,4 % gestiegen, also ganz unmerklich.

Bis zum Werthe $\beta = 0,8$ erfolgt demnach die Compensation der Mitralstenose im Wesentlichen nur durch vermehrten Druck im linken Atrium.

Der Druck im rechten Ventrikel ist wesentlich gesteigert erst bei einem Grade der Verengerung, bei welcher die Druckerhöhung im linken Vorhofe bereits so hoch ausfallen würde...

mehr als der zehnfache Betrag des Normaldruckes . . . dass es undenkbar ist, dass der Vorhof eine solche Kraftleistung gewähren könnte. (Für $\beta > 0{,}92$ würde der Druck bei der Vorhofscontraction grösser als der der Pulmonalis werden; es würde nun ein wirkliches Zurückfliessen des Vorhofblutes eintreten; es würde sich also ein ähnlicher Zustand innerhalb der Lungengefässe ausbilden, wie wir ihn innerhalb des Herzens bei den Insufficienzen finden werden. Es ist dies eine nicht ganz uninteressante theoretische Schlussfolgerung.) Auch bei stärkster Hypertrophie ist dies unmöglich.

Hier kann nun der rechte Ventrikel, dessen Druck bis zu $\beta = 0{,}8$ ja nur sehr wenig zu wachsen brauchte, compensirend eintreten. Während der Diastole des linken Ventrikels kann das Blut, auch ohne Thätigkeit des linken Atriums, allein vom Drucke in der Arteria pulmonalis getrieben aus der Lunge in die linke Kammer gelangen; es findet zwar ein Hinderniss, aber kein absolutes, an der verengten Mitralis. Bei normalen Klappen steht das Blut in den Lungenvenen unter so geringem Drucke, dass es eben nur in den Vorhof einfliessen, nicht mehr aber in den Ventrikel übertreten kann. Denken wir uns den Druck in der Art. pulm. erhöht, so wächst auch der Druck in den Lungenvenen, das Blut kommt unter höherem Drucke an und kann in den Ventrikel eintreten. Je enger die Mitralis ist, um so mehr muss hierzu der Druck in der Art. pulm. wachsen.

Wir sehen demnach, dass die Leistung, welche der linke Vorhof nicht liefern kann, ohne weiteres von der rechten Kammer gewährt werden kann.

Dabei ist noch die Zeitdauer der Blutströmung von Belang. Bei normaler Klappe fliesst Blut aus dem Atrium in den Ventrikel nur während der Zeit $D = 0{,}12$ Sec. der Vorhofssystole; jetzt wird Blut durch die Mitralis hindurch während der ganzen Zeitdauer der Kammerdiastole, d. h. während des reichlich vierfach so langen Zeitraumes von $0{,}5$ Secunden strömen. Um also dasselbe zu leisten, braucht der vom rechten Ventrikel gelieferte Druck nur um den vierten Theil des Betrages anzusteigen, um welchen der Vorhofsdruck nach Tabelle II ansteigen müsste (vgl. S. 42). Für $\beta = 0,8$, wobei der Fall der Leistungsunfähigkeit des linken Atriums ja etwa eintreten wird, braucht somit P nur um 0,06 m, für $\beta = 0,9$ um 0,25 m, für $\beta = 0,95$ um 1,00 m zu steigen. Beim Verschluss von $^{19}/_{20}$ der Mitralklappe reicht demnach die Verdoppelung des Druckes in der rechten Kammer bereits aus, um die normale Blutmenge durch die Mitralis zu treiben.

Bei höheren Graden der Mitralstenose wird somit die Compensation wesentlich vom rechten Ventrikel geleistet. Es muss dabei als weitere Folge zu einer Erweiterung der Lungengefässe und des linken Vorhofs kommen, da letzterer beständig unter höherem Drucke steht. Nach der S. 69 entwickelten Formel ist diese Dehnung übrigens nicht sehr hochgradig. Eine genaue Berechnung ist kaum möglich, da der Grad der Dehnung noch davon beeinflusst wird, wie viel die Atriumwand ihrerseits zur Weiterbeförderung des Blutes beiträgt. Eine vollständige Entleerung des Vorhofs findet nicht mehr statt, klinisch würde sich dies durch Verbreiterung der Herzdämpfung nach links oben anzeigen, wenn der Vorhof dazu nicht zu weit nach hinten läge.

Da jetzt innerhalb der ganzen Ventrikeldiastole Blut durch die Mitralis strömt, so wird das Stenosengeräusch während der ganzen Diastole zu hören sein; da unmittelbar vor der Systole die, wenn auch schwache und unzureichende Vorhofscontraction eintritt, so wird dieses Geräusch eine präsystolische Verstärkung haben (vgl. Guttmann, klinische Untersuchungsmethoden, V. Aufl. S. 312). Ferner wird, da der Pulmonalisdruck erhöht ist, der zweite Pulmonaliston verstärkt erscheinen. Endlich muss der rechte Ventrikel infolge Mehrleistung hypertrophiren, und zwar ohne Dilatation.

Für diese hochgradigen Mitralverengerungen sinkt die linke Vorkammer immer mehr zu einem blossen Anhängsel der Lungenvenen herab, sie wird zu einem Theile der Strombahn vom rechten zum linken Ventrikel ohne selbst zur Fortbewegung des Blutes wesentlich beizutragen.

Je länger die Zeit der Ventrikeldiastole ist, um so geringer braucht der Druck zu sein, welcher das Blut durch die Mitralis drängt. Die Compensation wird somit durch eine Aenderung in der Dauer der Herzbewegungsphasen erleichtert in dem Sinne, dass die Zeit der Ventrikelsystole verkürzt, die seiner Diastole verlängert wird. Soll die Zeit der Kammersystole kürzer werden, so muss der systolische Kammerdruck wachsen,*) damit ist indessen nicht etwa eine Vermehrung der Arbeit des linken Ventrikels verbunden, da der höhere Druck entsprechend kürzere Zeit hindurch geleistet wird. Zu einer Hypertrophie des linken Ventrikels ist demnach kein Anlass gegeben.

Geringe Grade der Mitralstenose werden demnach compensirt durch Hypertrophie (ohne Dilatation) des linken Vorhofs allein. Es entsteht dabei ein präsystolisches Geräusch. Beträgt die Verengerung mehr als $4/_5$ der Klappe, so erhalten wir Hypertrophie mit Dilatation der linken Vorkammer, Hypertrophie ohne Dilatation der rechten Kammer, Verstärkung des zweiten Pulmonalistones, diastolisches Geräusch mit praesystolischer Verstärkung an der Herzspitze, Verlängerung der Diastole und Verkürzung der Systole der linken Kammer, Verstärkung des systolischen Tones an der Herzspitze.

Ist die gemeinsame Arbeit des linken Atriums und des rechten Ventrikels nicht ausreichend, um die Menge A in die linke Kammer zu bringen, so ist eine Compensation nicht mehr möglich. Es treten dann die S. 39 ausführlich erörterten Veränderungen am Kreislaufe ein.

---

*) Bei Eichhorst, spec. Path. u. Ther. I, S. 144 findet sich unter „Mitralstenosis" die Bemerkung: „Unter den Tönen der Herzspitze findet man nicht selten den systolischen Ton verstärkt" und die von Traube dafür gegebene Erklärung. Die Verstärkung des systolischen Ventrikeltones erklärt sich wohl am ungezwungensten durch die obige Annahme der Phasenverschiebung und Drucksteigerung in der Kammersystole behufs Erleichterung der Compensation.

IV. Schlussunfähigkeit der Semilunarklappen der Aorta.

Der Einfluss einer Klappen-Insufficienz auf die Herzthätigkeit ist schwieriger zu berechnen; namentlich gilt dies für die Aortenklappen, zu denen ich mich zuerst wende.

Wenn φ der Querschnitt des Klappenapparates ist, so sollte (nach S. 25) $\beta\varphi$ die Grösse des Defectes sein. Während der Zeit z der Ventrikelerschlaffung sind die Aortenklappen so weit geschlossen, dass nur eine Oeffnung von der Grösse $\beta\varphi$ offen bleibt.

Es ist gleichgiltig für die theoretische Betrachtung, ob eine oder mehrere Oeffnungen in der Klappe vorhanden sind. Die Wirkung mehrerer Oeffnungen ist die Summe der Wirkungen der einzelnen Oeffnungen, wie unmittelbar aus den zu entwickelnden Formeln hervorgeht. Wir brauchen daher nur den Einfluss eines einzigen Loches zu berücksichtigen.

Durch die Oeffnung $\beta\varphi$ regurgitirt Blut aus der Aorta in den Ventrikel. In der Aorta oberhalb der Oeffnung herrscht der Blutdruck dieses Gefässes, den man im Allgemeinen $= 3{,}21$ m Wasser annehmen kann. Unterhalb, im Ventrikel, herrscht während der Pause P, wo noch kein Blut aus dem Atrium einströmt, der Druck $= 0$, in der Zeit D der Vorhofssystole der Vorhofsdruck, der aber gegenüber dem Aortendrucke verschwindend klein ist und vernachlässigt werden kann. Wir können also sagen: das Blut strömt unter dem Drucke $p = 3{,}21$ m in einen Raum, in welchem der Druck $= 0$ herrscht, und zwar durch eine Oeffnung vom Querschnitte $\beta\varphi$ hindurch. Die in der Zeit z regurgitirende Blutmenge ist dann nach dem Toricelli'schen Theoreme zu berechnen. Die gewöhnlich für dasselbe angegebene Formel (z. B. Landois, Physiologie § 67) gilt aber nur für den Fall, dass die Ausflussöffnung sehr klein ist, mithin nur für geringe Grade der Insufficienz. Für höhere Grade müssen wir eine etwas verwickeltere Formel anwenden.

Nach Wüllner, Experimentalphysik, I, § 84 (vgl. auch Weisbach, Experimentalhydraulik) gilt für die Geschwindigkeit v, mit welcher Flüssigkeit aus einem Gefässe vom Querschnitte φ durch eine Oeffnung vom Querschnitte φ_1 ausströmt, die Formel

$$v = \sqrt{\frac{2\,g\,H}{1 - \frac{\varphi_1^2}{\varphi^2}}}$$

worin g die Constante der Schwere

$$g = 9{,}809\ \frac{m}{Sec.^2}$$

und H die Flüssigkeits- (= Druck-) Höhe im Gefässe ist. H entspricht in unserem Falle dem Aortendrucke p = 3,21 m; φ ist der Querschnitt der Aorta, $\varphi_1 = \beta\varphi$ der der Oeffnung. Mithin regurgitirt das Blut mit einer Geschwindigkeit

$$v = \sqrt{\frac{2 \cdot 3{,}21\,g}{1 - \beta^2}}.$$

Es würde zu weit führen, auf die Ableitung dieser Formel näher einzugehen, namentlich darauf, wieso die Constante der Schwere hier auftritt, trotzdem wir oben von der Schwere des Blutes absehen wollten (vgl. S. 25). In letzterer Hinsicht genüge die Bemerkung, dass der Aortendruck gleich dem Gewichte einer 3,21 m hohen Wassersäule ist, wir ihn also unter Benützung der Schwere messen. Es hängt dies wesentlich mit der Wahl der Einheiten für das benützte Maasssystem zusammen.

Da an der Stelle des pathologischen Loches an der Klappe das durchströmende Blut einen Reibungswiderstand erfährt, so ist der angegebene Werth von v noch um eine, diese Reibung darstellende Grösse zu vermindern; und zwar hängt dieses Glied unmittelbar vom Drucke, nicht mehr von der Quadratwurzel aus ihm, ab. Die Berücksichtigung dieses Gliedes würde indessen die Berechnung ganz ausserordentlich erschweren, zudem ist dasselbe nur für sehr kleine Werthe von β von einigermaassen erheblichen Einflusse. Ich will daher im Folgenden ganz von der Reibung absehen.

Die in der Zeiteinheit durch die Oeffnung strömende Flüssigkeitsmenge ist gleich dem Producte aus dem Querschnitte in die Geschwindigkeit. Hierzu kommt aber erfahrungsgemäss noch ein Factor $\varepsilon = 0{,}62$ hinzu, der von der Form des ausfliessenden Flüssigkeitsstrahles bedingt ist (Wüllner, 1. c. § 85). Es ist also die regurgitirende Blutmenge für die Zeiteinheit

$$= 0{,}62 \, \beta\varphi \, . \, v = 0{,}62 \, \sqrt{2 \cdot 3{,}21 \cdot g} \, \frac{\beta\varphi}{\sqrt{1 - \beta^2}}.$$

Da nur während der Zeit z Blut regurgitirt, so ist dies noch mit z zu multipliciren und wir erhalten für die regurgitirende Blutmenge schliesslich den Werth

$$Q = 0{,}62 \, \sqrt{2 \cdot 3{,}21 \, g} \, \frac{\beta\varphi \, . \, z}{\sqrt{1 - \beta^2}}$$

z hat etwa den Werth $= 0{,}5$ Secunden (Landois, Physiol. § 58).

Bei dieser Ableitung ist angenommen, dass auch, wenn die in der Aorta enthaltene Blutmenge sich vermindert, dennoch der in ihr herrschende Druck unverändert $= 3{,}21$ m bleibt. Thatsächlich wird dieser Druck mit Abnahme des Blutinhaltes kleiner werden. Die obige Formel ist daher noch nicht genau. Es ist indessen nicht so einfach, die erforderliche Correctur wegen dieser Druckverminderung anzubringen; ich verschiebe dies daher auf später und ziehe es vor, zunächst die eben abgeleitete Formel zu benützen.

In derselben ist für φ der Querschnitt einer normalen Aortenklappe zu setzen. Die Angaben, welche ich für diese Grösse in verschiedenen Lehrbüchern der Physiologie, Pathologie u. s. w. fand, weichen beträchlich von einander ab, sie schwanken von 4 bis 6 Quadratcentimeter. Der Querschnitt der normalen Aortenklappe ist anscheinend keine ganz constante Grösse, auch wenn man die Körpergrösse des betreffenden Menschen in Rechnung zieht. Es ist dies nicht weiter auffällig: wir sahen oben, dass eine geringe Verengerung . . . bis $\beta = 0{,}3$ . . . des Klappenquerschnitts so gut wie ohne Einfluss auf die Herzthätigkeit ist. Daher ist es für das sonst gesunde Herz

bedeutungslos, ob der Klappenquerschnitt 4 oder 6 Quadratcentimeter misst.

Ich will den folgenden Berechnungen den mittleren Werth

$$\varphi = 5 \text{ Quadratcentimeter} = 0{,}0005 \text{ Quadratmeter}$$

zu Grunde legen. Es ergiebt sich dann für die regurgitirende
Blutmenge Q die folgende Tafel:

Tabelle III (Aorten-Insufficienz.)

Q = Rückflussmenge

β	gr
0,01	12,29
0,05	61,38
0,1	123
0,2	246
0,3	381
0,4	540
0,5	700
0,6	921
0,7	1203
0,8	1633
0,9	2529
0,95	3722

Schon für $\beta = 0{,}2$, d. h. wenn der fünfte Theil der Klappe
dauernd offensteht, ist demnach die regurgitirende Blutmenge
grösser als der normale Ventrikelinhalt A = 188 gr. Mit wachsendem β wächst die zurückfliessende Blutmenge ziemlich rasch;
bei $\beta = 0{,}5$, also wenn die Hälfte der Klappe zerstört ist, fliesst
bereits mehr als das dreifache des normalen Inhalts des Ventrikels zurück. Von $\beta = 0{,}8$ an gelangen wir zu Zahlen, die mit
der Wirklichkeit offenbar nicht mehr übereinstimmen. Zurückfliessen durch die schlussunfähige Klappe kann offenbar nur
das in den Arterien enthaltene Blut. Aus den Capillaren und
Venen kann es nicht rückläufig ins Herz gelangen, theils weil
die vis a tergo fehlt, theils wegen der Venenklappen. Es kann
daher nicht mehr Blut regurgitiren, als überhaupt in den Arterien.

von der Aortenwurzel an bis zu den kleinen Stämmen hin enthalten ist. Wir werden weiter unten sehen, dass die Körperarterien bei Aorten-Insufficienz nur eine verhältnissmässig geringe Dilatation erleiden (S. 85); es ist daher auch nicht viel mehr Blut in ihnen enthalten, als bei gesundem Herzen. Wir erhalten folglich einen Grenzwerth, den Q nicht beträchtlich überschreiten darf, wenn wir den Gesammtinhalt der Arterien bestimmen.

Dieser Gesammtinhalt ist keineswegs, auch für dasselbe Individuum, eine ganz constante Grösse, da gerade er von den Gefässnerven beeinflusst und regulirt wird. Immerhin lässt er sich ungefähr abschätzen und zwar durch folgende Ueberlegung. Die Gesammtblutmenge des erwachsenen Menschen kann auf etwa 6 Kilo veranschlagt werden. Davon kommt etwa $^1/_4$ auf den Lungen-, $^3/_4$ auf den Körperkreislauf. Nun sind die Venen durchschnittlich von etwa dem doppelten Umfange als die Arterien, in letzteren ist daher etwa $^1/_3$ des Blutes des grossen Kreislaufes, wenn wir das in den Capillaren enthaltene Blut ausser Acht lassen. Hieraus berechnet sich der Gesammtinhalt der Arterien auf

$$V_1 = 1500\,\text{gr.}$$

Bevor die Arterien erweitert sind, kann demnach höchstens eine Blutmenge von 1500 gr regurgitiren, eine Grenze, welche etwa für $\beta = 0{,}78$ erreicht wird. Von dieser Grenze an bleibt folglich die Rückflussmenge constant. Es ist dies die erste Correctur an der obigen Tabelle.

Das Hauptergebniss aus der Tabelle III ist vor allem, dass die Rückflussmenge recht beträchtliche Werthe erreicht, und zwar bereits bei verhältnissmässig kleinem Loche.

Die eben gegebene Berechnung setzt voraus, dass der Ventrikelhohlraum genügend gross ist, um die zurückfliessende Blutmenge auch wirklich aufzunehmen. Diese Voraussetzung ist durchaus nicht von vornherein zulässig. Im Augenblicke des Entstehens einer Insufficienz, bei der z. B. der halbe Klappenapparat zerstört wird, ist der Ventrikel sicherlich nicht im

Stande die zurückstürzenden 700 gr Blut aufzunehmen. Es wird daher zunächst weit weniger Blut zurückströmen, als der Tabelle III entspricht. Wir werden aber sehen, dass allmählich eine Dehnung des Ventrikelraumes eintritt bis zu dem Maasse, dass die berechnete Menge Q in ihm Platz findet. Damit würde aber eine Compensation noch nicht erreicht sein. Enthielte der diastolisch gefüllte Ventrikel nur die Menge Q, so würde er dieselbe systolisch in die Aorta treiben; in der nächsten Diastole würde Q regurgitiren, wieder in die Aorta gebracht werden u. s. f. Die Blutmenge Q würde einfach zwischen Ventrikel und Arterien hin und her geworfen werden, ein Kreislauf würde aber nicht zu Stande kommen. Zur Compensation ist offenbar erforderlich, dass bei jeder Systole die Menge $Q + A$ in die Aorta gelangt; fliesst Q zurück, so bleibt A in der Aorta als neu hinzugekommene Blutmenge und gelangt in die Capillaren und Venen.

Zur Compensation einer Aorten-Insufficienz ist somit erforderlich, dass der linke Ventrikel zum Inhalte $Q + A$ dilatirt sei, wo A die normale Kammerkapacität $A = 188$ gr, Q die oben berechnete zurückströmende Menge ist.

Der Gang einer Herzrevolution ist dann folgender:

Das linke Atrium füllt sich diastolisch mit der normalen Menge A, treibt dieselbe in den Ventrikel, in den gleichzeitig von der Aorta her die Menge Q strömt; am Ende seiner Diastole enthält der Ventrikel die Menge $A + Q$, welche er in der nun folgenden Systole in die Aorta treibt. Aus der Aorta regurgitirt die Menge Q, es bleibt in ihr die Quantität A zurück. Es wird folglich die normale Menge A vom Atrium aus den Lungenvenen entnommen und dieselbe Menge dem Arteriensysteme überbracht. Der Körper erhält folglich bei jeder Systole die normale Blutmenge, d. h. der Klappenfehler ist compensirt.

Um über diese Dilatation des linken Ventrikels ein klares Urtheil zu gewinnen, muss berechnet werden, ein wie grosser

Druck erforderlich ist, um den Ventrikel, oder einen beliebigen Herzabschnitt zu dilatiren.

Eine geringe Vergrösserung der Ventrikelcapacität gegen das physiologische Normalmaass ist auch ohne Erhöhung des Druckes möglich. Ich erinnere in dieser Hinsicht an einen von Cohnheim, allg. Pathol. I, S. 40 angeführten Versuch am Kaninchenherzen: sobald ein Inductionsstrom von mässiger Stärke durch den Vagus hindurchgeht, sieht man mit der eintretenden Pulsverlangsamung die diastolische Ausdehnung des Ventrikels zunehmen. Es folgt aus dieser Beobachtung, dass in der Norm der Ventrikel sich diastolisch nicht vollständig mit Blut füllt, dass seine Systole schon eintritt, ehe der präformirte Hohlraum vollständig entfaltet ist, denn wir werden sehen, dass der Vorhof, der doch durch seine Systole die Kammer füllt, zu schwach ist, um sofort den Ventrikelhohlraum zu vergrössern. Jedenfalls zeigt der Versuch, dass eine geringe Dilatation des linken Ventrikels sofort möglich ist. Bei einem Werthe von $\beta = 0,01$ ($=$ Loch von 5 Quadratmillimeter Fläche in der Klappe), bei welchem die regurgitirende Blutmenge 12,3 gr beträgt, wäre es demnach denkbar, dass die linke Kammer sofort die genügende Capacität besitzt. Wenn also der Defect in der Aortenklappe nur etwa den hundertsten Theil des ganzen Klappenquerschnitts ausmacht, so passt sich der linke Ventrikel sofort den geänderten Verhältnissen an, nimmt sofort die erforderliche Blutmenge $A + Q$ auf und compensirt somit den Klappenfehler. Das Herz hat dabei für jede Systole eine vermehrte Arbeit zu leisten, indessen liegt diese Vermehrung innerhalb der physiologisch vorhandenen Reservekräfte, so dass auch von dieser Seite gegen den sofortigen Eintritt der Compensation kein Hinderniss besteht.

Wesentlich anders liegen die Verhältnisse, sobald eine wirkliche Dehnung der Herzhöhle über das physiologische Maximalmaass hinaus eintreten muss. Der Ventrikel kann dann nicht anders gedehnt werden, als dies bei irgend einem anderen von einer elastischen Wand umschlossenen Hohlraume geschieht.

Die ihn dehnenden Kräfte werden geliefert durch den Druck des Vorhofs und den Druck des aus der Aorta einströmenden Blutes. Ich will zunächst, um eine klare Anschauung hierüber zu gewinnen, feststellen, wie gross der Druck sein muss, um den Ventrikel bis zu einem gewissen Maasse zu dehnen.

Wir können uns zu diesem Zwecke die Kammer unter der Form einer, von musculöser Wand begrenzten, Hohlkugel denken. In der That hat ja der Ventrikel mehr die Gestalt eines Hohlkegels; mit der Annahme einer Hohlkugel, wodurch die Rechnung sehr vereinfacht wird, werden wir uns indessen von der Wirklichkeit nicht allzusehr entfernen. Die Wanddicke dieser Hohlkugel ist gleich der des Ventrikels zu setzen, also $= 1$ cm. Der innere Radius R_0 der Hohlkugel muss dann so gross werden, dass die Ventrikelcapacität von etwa 180 Cubikcentimeter heraus kommt. Dies giebt $R_0 = 3,5$ Centimeter und entsprechend für den äusseren Radius $R_1 = 4,5$ cm. Die Wand der Kugel besteht, da der Ventrikel nur in seiner Erschlaffung gedehnt wird, aus ruhendem Muskel, als dessen Elasticitätsmodulus $E = 0,2734$ (Wundt, citirt bei Landois, Physiol. § 303) anzusetzen ist. Dieser Werth von E gilt allerdings für den in der Faserrichtung gedehnten Extremitätenmuskel. Im Herzfleische, wo die Fasern in einander verflochten sind, und auch anatomisch doch immerhin von den Fasern der Extremitätenmuskeln abweichen, wird E einen etwas anderen, vermuthlich kleineren Werth haben. Der Werth von E hierfür wird aber sicherlich nicht kleiner als der der Arterienhäute ($E = 0,0726$) sein. Wir werden daher mit dem obigen Werthe von E höchstens einen um das dreifache zu hohen Werth für den zu einer bestimmten Dehnung nöthigen Druck erhalten, werden uns unter seiner Anwendung mithin jedenfalls eine hinreichend genaue Vorstellung über die Dehnbarkeit des Ventrikels bilden.

Zur Berechnung dieser Dehnung sind die aus der Physik bekannten Gesetze der kubischen Compressibilität anzuwenden. Ich benütze im Folgenden die von Wüllner, Experimentalphysik, I, § 50 abgeleiteten Formeln (ursprünglich von Lamé*) herrührend).

---

*) Lamé, théorie mathématique d'élasticité des corps solides, p. 211 ff.

Wenn auf die innere Fläche der Hohlkugel, deren Hohlraum $= V$ sei, der Druck P_0, auf die äussere der Druck P_1 wirkt, so nimmt V um den Werth $\varDelta V$ ab, bezw. zu, und es ist

$$\frac{\varDelta V}{V} = 3\,\varphi_0$$

$$\varphi_0 = c + \frac{b}{R_0{}^3}.$$

Hierin ist

$$c = \frac{1}{3\,K + k} \cdot \frac{P_1\,R_1{}^3 - P_0\,R_0{}^3}{R_1{}^3 - R_0{}^3}$$

$$b = \frac{1}{2\,k} \cdot \frac{R_0{}^3\,R_1{}^3\,(P_1 - P_0)}{R_1{}^3 - R_0{}^3}$$

K und k sind hierin zwei aus der Elasticitätslehre bekannte Constanten. Für die Dehnung des Ventrikels haben wir den äusseren Druck $P_1 = 0$ zu setzen.*) Dann ist

$$c = - \frac{1}{3\,K + k} \cdot \frac{P_0\,R_0{}^3}{R_1{}^3 - R_0{}^3}$$

$$b = - \frac{1}{2\,k} \cdot \frac{R_0{}^3\,R_1{}^3\,P_0}{R_1{}^3 - R_0{}^3}$$

$$\varphi_0 = - \frac{P_0}{R_1{}^3 - R_0{}^3}\left\{ \frac{R_0{}^3}{3\,K + k} + \frac{R_1{}^3}{2\,k} \right\}$$

$$\frac{\varDelta V}{V} = 3\,\varphi_0 = - 3\,\frac{P_0\,R_0{}^3}{R_1{}^3 - R_0{}^3}\left\{ \frac{1}{3\,K + k} + \frac{1}{2\,k} \cdot \frac{R_1{}^3}{R_0{}^3} \right\}.$$

Ferner ist (Wüllner, l. c.)

$$K = E\,\frac{\mu}{(1 - 2\,\mu)\,(1 + \mu)}; \quad k = \frac{E}{1 + \mu}$$

μ ist eine neue Constante, deren Werth für alle Stoffe nahezu $= 0{,}3$ ist. Ich will $\mu = 0{,}3$ setzen. Es ist dann

$$3\,K + k = \frac{E}{1 - 2\,\mu},$$

also

$$\frac{\varDelta V}{V} = - 3\,\frac{P_0}{E} \cdot \frac{R_0{}^3}{R_1{}^3 - R_0{}^3}\left\{ 1 - 2\,\mu + \frac{1 + \mu}{2} \cdot \frac{R_1{}^3}{R_0{}^3} \right\}$$

$$\frac{\varDelta V}{V} = - 3\,\frac{P_0}{E} \cdot \frac{1}{\dfrac{R_1{}^3}{R_0{}^3} - 1}\left\{ 1 - 2\,\mu + \frac{1 + \mu}{2} \cdot \frac{R_1{}^3}{R_0{}^3} \right\}$$

Hierin kommt nur noch der Quotient $\dfrac{R_1}{R_0}$ vor; der Betrag der durch den Druck P_0 bewirkten Dehnung ist daher unabhängig von der absoluten Grösse des Ventrikels, also für alle Individuen derselbe.

---

*) Streng genommen $= 10$ cm Wasser, gleich dem elastischen Lungenzuge.

Setzt man hierin

$$R_0 = 3{,}5 \quad R_1 = 4{,}5 \quad \frac{R_1}{R_0} = \frac{4{,}5}{3{,}5}$$

$$E = 0{,}2734 \text{ Kilogramm,}$$

so ergiebt sich

$$\frac{\varDelta V}{V} = - 18{,}17\, P_0$$

worin der Druck auf den Quadratmillimeter bestimmt ist. Geht man von dem auf den Quadratcentimeter (zu diesem Zwecke muss für E der 100 fache Wert benutzt werden) ausgeübten Drucke aus, so ergiebt sich

$$\frac{\varDelta V}{V} = - 0{,}1817\, P_0.$$

Diese Formel ist streng richtig nur für eine unendlich kleine Dilatation. Wir müssen demnach die Differentiale einführen, indem wir $\varDelta V = dV$ und $P_0 = - dp$ setzen. Der auf der Innenfläche des Ventrikels lastende Druck muss um dp wachsen, wenn V um dV zunehmen soll. Daraus folgt:

$$\frac{dV}{V} = + 3\,\frac{dp}{E} \cdot \frac{1}{\dfrac{R_1{}^3}{R_0{}^3} - 1}\left\{1 - 2\,\mu + \frac{1 + \mu}{2}\,\frac{R_1{}^3}{R_0{}^3}\right\}.$$

Bei der Ausdehnung des Ventrikels ändern sich auch die Werthe von R_1 und R_0, indessen so, dass das Volumen der Wand — die Muskelmasse des Ventrikels — unverändert bleibt.*) Es muss daher:

$$\frac{4\,\pi}{3}\,(R_1{}^3 - R_0{}^3) = \text{const.} = m$$

sein. Es folgt daraus

$$\frac{R_1{}^3}{R_0{}^3} - 1 = \frac{m}{V}$$

da

$$V = \frac{4\,\pi}{3}\,R_0{}^3 \qquad\qquad \text{ist, und}$$

$$\frac{dV}{V} = \frac{3}{E} \cdot dp \cdot \frac{V}{m}\left\{1 - 2\,\mu + \frac{1 + \mu}{2} \cdot \frac{m}{V} + \frac{1 + \mu}{2}\right\}$$

$$= \frac{3}{E}\,dp \cdot \frac{V}{m}\left\{\frac{3 - 3\,\mu}{2} \cdot \frac{m}{V} + \frac{1 + \mu}{2}\right\}.$$

Hierin ist

$$m = 201{,}7\,**), \quad \text{mithin}$$

$$\frac{dV}{V} = dp\,(0{,}0003546\,V + 0{,}11522),$$

wenn wir wieder den Druck auf den Quadratcentimeter beziehen.

---

*) Secundär tritt natürlich Hypertrophie ein, vorläufig handelt es sich erst um die Dilatation.

**) Nach Landois, Physiol. § 53 ist das Gewicht des ganzen Herzens etwa = 346 gr; das ganze Herz besitzt mithin, da 1,069 das

Setzt man hierin

$$\gamma = 0{,}0003546 \qquad \delta = 0{,}11522$$

und versteht unter $V_1 = A$ das ursprüngliche Volumen des Ventrikels, so folgt hieraus:

$$V \frac{d V}{(\gamma V + \delta)} = d\mathrm{p}$$

$$d\mathrm{p} = \log \text{ nat } \frac{V (\gamma V_1 + \delta)}{V_1 (\gamma V + \delta)}$$

$$\mathrm{p} = \frac{1}{\delta} \log \text{ nat } \frac{0{,}0009937\ V}{\gamma V + \delta}.$$

Mittels dieser Gleichung lässt sich aus dem Volumen der erforderliche Druck und aus dem Drucke die dadurch erreichbare Dilatation berechnen.

Setzen wir z. B. $V = 2\,V_1$, d. h. nehmen wir an, der Ventrikel werde zu seinem doppelten Volumen dilatirt, so ist der erforderliche Druck P bestimmt durch

$$P = \frac{1}{\delta} \log \text{ nat } \frac{2\,V_1 (\gamma V_1 + \delta)}{V_1 (2\,\gamma V_1 + \delta)} = \frac{1}{\delta} \log \text{ nat } 1{,}3$$

$$P = \frac{1}{\delta} \cdot 0{,}4055$$

$$P = 3{,}52 \text{ Kilogramm.}$$

Um den Ventrikel zur doppelten Capacität auszudehnen, ist demnach der sehr beträchtliche Druck von 3,52 Kilogramm auf den Quadratcentimeter oder von einer 35,2 m hohen Wassersäule, somit der elffache Aortendruck erforderlich.

Setzen wir p gleich dem Aortendrucke, $= 0{,}321$ Kilogramm, so wird

$$\left(\gamma + \frac{\delta}{V} \right) e^{\,0{,}321\,\delta} = \gamma + \frac{\delta}{V_1}$$

$$V = 191 \text{ Cubikcentimeter}$$

$$V = 1{,}061 \text{ A.}$$

Wenn folglich der volle Aortendruck auf den Ventrikel lastet, so wird seine Höhle nur um $6{,}1\,\%$ erweitert. Dieser Druck ist aber das Maximum, mit welchem der Ventrikel über-

---

specifische Gewicht des Herzfleisches ist, 324 ccm Muskelsubstanz. Hiervon kommen ungefähr $2/3$ allein auf den linken Ventrikel, somit ungefähr die im Texte angegebene Zahl.

haupt gedehnt werden kann. Es ist demnach ganz undenkbar, dass der Ventrikel sich sofort nach Eintritt der Aorten-Insufficienz genügend dilatirt. Die von v. Dusch (und oben von mir) gegebene Entwicklung, wonach die Compensation sehr bald zu Stande kommt, ist unrichtig, da auf dieses Compensationshinderniss keine Rücksicht genommen wurde. Der Ventrikel kann nicht die ganze Menge des ihm zuströmenden Blutes aufnehmen, es wird zwar sofort etwas dilatirt werden, aber höchstens um 6,1 $^0/_0$ seiner bisherigen Capacität. Bei der nun folgenden Systole wird er sich wieder zusammenziehen, indessen in Folge der elastischen Nachwirkung, in Betreff deren ich auf die Lehrbücher der Physik verweisen muss, wird doch ein Bruchtheil der eingetretenen Dehnung übrig bleiben, so dass die Kammer nun durch dieselben Druckkräfte zu einem etwas grösseren Volumen gedehnt werden kann. War der Ventrikel durch die Druckkräfte — Aorten- und Atriumdruck — vom Volumen V zum Volumen V $(1 + \alpha)$ gedehnt worden, so bleibt von der Dehnung αV etwa ein Bruchtheil $\beta \alpha V$ übrig, so dass die Kammer sich jetzt ohne stärkeren Druck sofort zum Volumen $(1 + \beta\alpha) V$ entfaltet. Durch die wieder wirksamen Druckkräfte wird sie nun wieder in Verhältnisse $1 : 1 + \alpha$ gedehnt, erreicht also die Capacität $(1 + \beta\alpha) (1 + \alpha) V$ u. s. f.

Ein Herzabschnitt verhält sich hiernach ganz ebenso wie andere Hohlorgane, Magen, Blase u. s. w. Dieselben haben sämmtlich eine bestimmte Capacität, bis zu welcher sie ohne weiteres anzufüllen sind. Jeder Anfüllung darüber hinaus setzen sie einen starken Widerstand entgegen, und nur allmählich kommt eine Dilatation zu Stande. Auf der anderen Seite gilt aber natürlich das Gesetz, dass sich ein Herzabschnitt ebenso wie jedes andere Organ den Verhältnissen anpasst. Wird auf das Innere eines Hohlorgans dauernd ein höherer Druck ausgeübt, so ändert sich seine anatomische Form, es wird dauernd dilatirt.

Die soeben entwickelte Theorie steht anscheinend in Widerspruch mit den von Stolnikow in seiner Arbeit „Die Aichung des

Blutstromes in der Aorta des Hundes" (Archiv für Physiol. 1886) veröffentlichten Ergebnissen. Stolnikow fand bei starker Vagusreizung das Schlagvolum, d. h. die von einer Systole ausgeworfene Blutmenge auf mehr als das sechsfache vermehrt. Leider giebt er die Maasse der Herzen seiner Hunde nicht an, so dass die Berechnung nicht in der obigen Weise durchgeführt werden kann. Wenn das Hundeherz in seinen relativen Maassen dem menschlichen Herzen entspricht, so ist zur Dilatation auf die doppelte Capacität derselbe Druck wie beim Menschen erforderlich, da die Dehnung von der absoluten Grösse des Herzens nach der oben gegebenen Entwicklung unabhängig ist. Stolnikow selbst findet es auffällig, dass das maximale Schlagvolumen seiner Hunde von ihrer Körpergrösse unabhängig war und sagt selbst: „Soll man hieraus auf die Verwerflichkeit des Verfahrens schliessen?" In der That besteht in seinen Versuchen der grosse Kreislauf nur noch aus den Coronargefässen des Herzens selbst und dem Aichgefässe mit seiner zuführenden Arterie (A. axill. dextra) und abführenden Vene (V. jugul. dextra); alle übrigen Gefässe und Capillargebiete sind ausgeschaltet. Daraus folgt, dass das Herz nur noch einen sehr geringen Theil des Körpers mit Blut zu versorgen hat; aus dem allgemeinen Gesetze, dass das Herz soviel Blut liefert, als erfordert wird (vergl. S. 7), folgt daher, dass das Schlagvolumen des Herzens durch die Versuchsbedingungen herabgesetzt wird. So lange der Vagus nicht gereizt wird, contrahirt sich der Ventrikel schon lange, ehe er vollständig entfaltet ist, da die geringe dabei von ihm ausgeworfene Blutmenge schon zur Füllung des noch vorhandenen Gefässgebietes ausreicht. Erst die Vagusreizung verhindert ihn, sich so zu verhalten, und zwingt ihn, mit der Contraction bis zur vollständigen Füllung zu warten. Es geht daraus hervor, dass die Stolnikow'schen Versuche uns keinen Aufschluss über den normalen Ventrikelinhalt geben können, also auch nicht über die Dehnbarkeit der Herzhöhlen.

Andererseits muss ich selbst zugeben, dass der Elasticitätsmodul E möglicherweise in der obigen Berechnung zu hoch angesetzt ist. Vielleicht ist er noch kleiner, als der des eigentlichen elastischen Gewebes, so unwahrscheinlich dies immerhin ist. Benützt man für E nur $^1/_{10}$ des obigen Werthes (E etwa $= 0{,}027$), so würde bereits ein Druck von 3,52 m Wasser, also wenig mehr als der normale Aortendruck, zur Dilatation des linken Ventrikels auf seine doppelte Capacität ausreichen. Hierdurch ändern sich aber nur die absoluten Zahlen, nicht aber die Theorie selbst. Es würde dann die zur Compensation erforderliche Dilatation schneller zu Stande kommen, würde aber immer eine gewisse Zeit beanspruchen.

Hat der Ventrikel das Volumen V, so wird er in der nächsten Diastole zum Betrage $V + \varDelta_1 V$ gedehnt. Bei der zweiten Diastole wird er ein wenig mehr gedehnt, bis $V + \varDelta_1 V$

$+ \varDelta_2 V$ u. s. w. Um dies genauer zu verfolgen, muss untersucht werden, in welcher Weise die Kammer mit Blut gefüllt wird.

Unter normalen Verhältnissen strömt Blut in den Ventrikel nur während der Zeit τ_1 der Vorhofssystole, und zwar fliesst in dieser Zeit die Menge A ein. In der Zeiteinheit fliesst die Menge $\dfrac{A}{\tau_1} = a$, in der Zeit t also die Menge at ein. Bei Aorten-Insufficienz fliesst aus der Aorta Blut in den Ventrikel, und zwar während der ganzen Zeit der Erschlaffung, d. h. während der Pause und der Vorhofssystole, innerhalb einer Zeit $\tau + \tau_1$, die wir oben $= 0,5$ Secunden setzten. Es fliesst dabei ein die Menge Q, in der Zeiteinheit also die Menge $\dfrac{Q}{\tau + \tau_1} = \dfrac{Q}{0,5} = b$. In der Zeit τ der Pause strömt nur Blut aus der Aorta ein, und zwar die Menge $b\tau$. Bei einem genügend grossen Werthe des Defectes, d. h. von β kann der noch nicht dilatirte Ventrikel hierdurch bereits vollständig angefüllt werden. Dies hat zur Folge, dass aus dem Atrium kein Blut mehr einströmen kann. Rechnen wir z. B. für die Pause eine Zeitdauer von 0,2 Secunden, so wird bei $\beta = 0,4$ bereits dieser Werth erreicht.[*] Wenn also bei vorher gesundem Herzen plötzlich eine Aorten-Insufficienz von solchem Werthe entsteht, dass etwa $^2/_5$ der Klappe dauernd offen stehen, so ist die Rückströmung des Blutes von der Aorta in die Kammer so lebhaft, dass letztere kein Blut mehr aus dem Atrium aufnehmen kann. Das Atrium findet, wenn es sich contrahirt, den Ventrikel schon gefüllt vor, und kann, da es zu muskelschwach ist, kein Blut mehr seinerseits hineinpressen. Der Kreislauf muss daher in diesem Falle aufhören.

Eine plötzliche Zerstörung von etwa $^2/_5$ der Aorten-klappen ist folglich eine tödtliche Verletzung.

Tritt diese Zerstörung allmählich ein, wie etwa im Verlaufe einer rheumatischen Endocarditis, oder ist $\beta < 0,4$, so ist

---

[*] Wenn wir die erforderlichen Correcturen wegen der Druckabnahme anbringen, so ergiebt sich $\beta = 0,36$.

die Möglichkeit gegeben, dass sich der Ventrikel den neuen Klappenverhältnissen anpasst. Der Kreislauf wird Anfangs sehr mangelhaft sein, allmählich wird der Ventrikel aber immer mehr dilatirt werden. Anfangs wird nicht der ganze Inhalt des Vorhofs in die Kammer übertreten können, es wird daher Stauung in den Lungenvenen und rückwärts in den Körpervenen eintreten. Nach und nach wird sich dies aber ausgleichen.

Beim Eintritte des Klappenfehlers hat der Ventrikel die Capacität $=$ A. Aus der Aorta fliesst in der Pause die constante, den Ventrikel nicht ganz füllende Menge

$$b\tau = B$$

zurück. Während der Systole des Vorhofs kann aus diesem und der Aorta nur so lange Blut einströmen, als bis die Kammer ganz gefüllt ist; sie wird indessen dabei etwas gedehnt werden und zwar zur Capacität $A + A_1$, wo A_1 auf die angegebene Weise berechnet werden kann. Zu dieser Füllung ist die Zeit t_1 noch erforderlich. Es muss dann sein

$$B + (a + b) t_1 = A + A_1.$$

Nun contrahirt sich der Ventrikel und treibt seinen ganzen Inhalt $A + A_1$ in die Aorta. Von seiner Dilatation bleibt aber ein Bruchtheil $\varDelta_1 V$ zurück, so dass sein Volumen, zu welchem er sich diastolisch ohne weiteres entfalten lässt, nicht mehr A, sondern $A + \varDelta_1 V$ beträgt. Aus der Aorta fliesst dann in der Pause wieder die constante Menge B zurück, ferner ist zur weiteren Füllung noch die Zeit t_2 aus der Vorhofssystole erforderlich; dabei wird der Ventrikel wieder etwas gedehnt, um A_2, so dass er jetzt zu $A + \varDelta_1 V + A_2$ angefüllt werden kann. Wir erhalten demnach für die zweite Herzrevolution die Gleichung

$$B + (a + b) t_2 = A + \varDelta_1 V + A_2.$$

In der Aorta bleibt von dem in sie während der vorangegangenen Kammersystole eingetretenen Blute zurück die Menge

$$A + A_1 - B - b.t_2.$$

Von der Dehnung A_2 bleibt wieder ein Bruchtheil $\varDelta_2 V$ übrig, und wir erhalten für die dritte Herzrevolution als Ventrikelinhalt

$$B + (a + b)\, t_3 = A + \mathit{\Delta}_1 V + \mathit{\Delta}_2 V + A_3,$$

während in der Aorta von dem in sie eingetretenen Blute zurückbleibt der Betrag

$$A + \mathit{\Delta}_1 V + A_2 - B - bt_3.$$

Für die nte Herzrevolution ergiebt sich als Ventrikelinhalt

$$B + (a + b)\, t_n = A + \sum_1^{n-1} \mathit{\Delta}_n V + A_n;$$

in der Aorta bleibt zurück der Betrag:

$$A + \sum_1^{n-2} \mathit{\Delta}_n V + A_{n-1} - B - bt_n.$$

Diese Dehnung des Ventrikels wird so weit gehen, bis er alles ihm zuströmende Blut aufnehmen kann, bis also aus dem Atrium die Menge A, aus der Aorta die Menge Q eintreten kann, da dies dem Gleichgewichtszustande entspricht. Compensation kann daher erst eintreten, wenn

$$\sum_1^{n-1} \mathit{\Delta}_n V + A_n = Q$$

geworden ist, d. h. bei der Herzrevolution, bei welcher der Ventrikel um Q gedehnt ist. Da $\mathit{\Delta} V$ und A_n ganz unbestimmt gelassen waren, so können wir $\mathit{\Delta}_n V$ statt A_n setzen. Es muss mithin zur Compensation

$$\sum_{n=1}^{n} \mathit{\Delta}_n V = Q$$

sein. In der Aorta bleibt von dem systolisch in sie geworfenen Blute zurück der Betrag:

$$A + Q - (B + bt_n).$$

Nun ist $B + bt_n$ die ganze, bei jeder Ventrikelerschlaffung regurgitirende Blutmenge, also $= Q$. Folglich bleibt in der Aorta die Menge A zurück. Ebenso ergiebt sich $at_n = A$, d. h. der Vorhof treibt in seiner Systole die Menge A in die Kammer.

Dabei wird vorausgesetzt, dass die Muskelkraft des Ventrikels stets ausreicht, seinen ganzen Inhalt in die Aorta zu treiben. Gleichzeitig mit der Dilatation muss sich demnach eine Hypertrophie ausbilden.

5*

Bei einer Aorten-Insufficienz wird somit die Compensation nicht eher eintreten, als bis $\Sigma \varDelta V = Q$ geworden ist.

Wir sahen oben, dass jedes einzelne $\varDelta V$ einen ziemlich kleinen Werth hat. Es wird mithin unter Umständen eine recht beträchtliche Zeit vergehen, bis die erforderliche Dehnung des Ventrikels zu Stande gekommen ist. Nehmen wir z. B. an, der Ventrikel erfahre bei jeder Erschlaffung eine bleibende Dehnung von 1 Cubikmillimeter, so dass er immer 1 Milligramm Blut mehr als in der vorhergehenden Herzrevolution aufnehmen kann, so würde für $\beta = 0,1$, bei einer Zerstörung von $^1/_{10}$ der Klappe $\Sigma \varDelta V = 123$ werden; es würden dazu 123000 Herzschläge erforderlich sein, d. h. wenn wir 80 Pulse auf die Minute rechnen, eine Zeit von $25^1/_2$ Stunden!

Für diesen Werth von $\beta = 0,1$ wird in der ersten Zeit nach Entstehung der Schlussunfähigkeit durch jede Herzrevolution den Körperorganen nur eine Blutmenge von 83,8 Gramm zugeführt. Die Kreislaufstörung ist mithin eine sehr bedeutende. Innerhalb dieser ersten Zeit besteht also Stauung, hat der linke Vorhof Mehrarbeit zu leisten. Nachher, vorausgesetzt dass der linke Ventrikel muskelkräftig genug ist, um die vermehrte Blutmenge zu treiben, ist der Kreislauf wieder normal geworden, und hat der linke Vorhof nur noch seine normale Arbeit zu leisten.

Bei einer Aorten-Insufficienz sind demnach zwei wesentlich verschiedene Stadien zu unterscheiden: 1. das, worin das Herz sich dem Klappendefecte anpasst, 2. das, worin diese Anpassung bereits eingetreten ist. Im ersten Stadium kann das Atrium sich nicht vollständig in den Ventrikel entleeren. Dies wird zur weiteren Folge haben, dass die vom Lungengefässsysteme hereinströmende Blutmenge sich im Vorhofe anstaut und diesen allmählich dilatirt. Für die Dilatation des Vorhofs gelten dieselben Gesetze als für die Kammer, nur ist, da der Vorhof dünnwandiger ist, zu einer gleichgrossen Dehnung ein geringerer Druck ausreichend. Nimmt man 0,2 cm als Wanddicke des Vorhofs an, so ergiebt sich für die Beziehung zwischen Druck und Volumen die Gleichung

$$p = \frac{1}{\delta} \log \text{nat} \frac{V\,(\gamma V_1 + \delta)}{V_1\,(\gamma V + \delta)}$$

$$V_1 = 180 \text{ Cubikcentimeter}$$
$$\gamma = 0,002237$$
$$\delta = 0,11522.$$

Zu einer Dehnung bis zur doppelten Capacität $V = 2V_1$ ist darnach ein Druck

$$P = 0,98 \text{ Kilogramm}$$

erforderlich. Der normale, systolische Ventrikeldruck würde das Atrium vom Volumen A zum Volumen 215 Cubikcentimeter $= 1,19$ A, also um 19 % ausdehnen.

In dem Falle der Aorten-Insufficienz wird das linke Atrium durch das sich in ihm anstauende Blut gedehnt. Dieses Blut steht wesentlich unter dem nicht sehr hohen Drucke, mit welchem es aus den Lungenvenen ausströmt; die Dilatation wird mithin nicht sehr beträchtlich sein. Folglich kann das Blut sich nicht sehr im Atrium anhäufen, sondern es wird sich mehr im Lungengefässsysteme selbst ansammeln. Die Stauung in der Lunge wird sich dann weiter fortsetzen zum rechten Herzen u. s. w.

Unmittelbar nach Eintritt der Insufficienz besteht also Stauung des Blutes. Zugleich bildet sich zunächst eine Dilatation sämmtlicher Herzabschnitte aus. Allmählich wird aber die Dilatation des linken Ventrikels immer beträchtlicher, bis er schliesslich so weit gedehnt ist, dass er alles aus Vorhof und Aorta herströmende Blut thatsächlich aufnehmen kann. Ist seine Muskelkraft ausreichend, so wird er jetzt den Arterien immer eine solche Blutmenge zutreiben, dass die normale Menge A bei jeder Systole den Körperorganen zugeführt wird. Damit sind aber die Voraussetzungen zu einer weiteren Fortdauer der Stauung aufgehoben; dieselbe wird sich schnell zurückbilden und ebenso die von ihr abhängige Dilatation der anderen Herzhöhlen. Es bleibt zurück nur die Dilatation und Hypertrophie des linken Ventrikels. Diese ist zur Compensation der Aorten-Insufficienz nothwendig, aber auch hinreichend.

Ist der linke Ventrikel nicht muskelkräftig genug, um seinen vermehrten Inhalt A + Q in die Aorta zu treiben, so ist eine der normalen entsprechende Blutströmung nicht mehr möglich. Oben, S. 39, wurde bereits gezeigt, dass die vom linken Ventrikel zu leistende Arbeit ihm nicht von weiter zurückliegenden Herzabschnitten abgenommen werden kann; eine etwaige Mehrleistung des linken Atriums oder des rechten Ventrikels kann daher zur Compensation einer Aorten-Insufficienz nichts beitragen. Diese beiden Herzabschnitte haben zwar auch bei compensirter Aorten-Insufficienz eine geringe Mehrarbeit zu leisten, da der hypertrophische und dilatirte linke Ventrikel bei seiner Füllung einen grösseren Reibungswiderstand darbietet; diese Mehrarbeit ist aber sehr geringfügig. Das Blut strömt auch nicht etwa unter vermehrtem Drucke aus dem Atrium in die linke Kammer. Man könnte meinen, da in ihrer Diastole die Kammer gegen die Aorta offen ist, dass in ihr der Aortendruck herrsche und dass das aus dem Atrium einströmende Blut diesen Druck überwinden müsse; das ist aber nicht der Fall. Um den zur Capacität Q + A dilatirten Ventrikel zu füllen ist nur ein minimaler, die geringen Reibungswiderstände überwindender Druck nöthig; erst zu jeder über die Menge Q + A hinausgehenden Füllung würde Druck erforderlich sein. Nur bis zum Eintritte der Dilatation war Drucksteigerung erforderlich, ist die Erweiterung einmal eingetreten, so kann eine etwaige Mehrarbeit des linken Vorhofs und des rechten Ventrikels höchstens diese Erweiterung noch vergrössern, nicht aber dazu beitragen mehr Blut in die Aorta zu treiben. Der linke Ventrikel ganz allein muss die Aorta füllen. Ist er dazu zu schwach, so muss die Aortenfüllung und der arterielle Druck abnehmen und die Blutversorgung des Körpers leiden; es tritt dann schliesslich, ebenso wie bei der nicht compensirten Aortenstenose, Stauung ein.

Hypertrophie des rechten Ventrikels ist mithin bei Aorten-Insufficienz Zeichen der gestörten Compensation.

Die Schwäche des linken Ventrikels kann nur durch eine Verschiebung in der Phasendauer der Diastole und Systole in etwas ausgeglichen werden.

Bisher wurde angenommen, dass trotz des Klappenfehlers die zeitlichen Verhältnisse einer einzelnen Herzrevolution unverändert bleiben. In der S. 54 abgeleiteten Formel für die regurgitirende Blutmenge kam die Zeit z der Ventrikelerschlaffung als Factor vor. Wir erhalten daher eine Verkleinerung der Rückflussmenge durch eine Verkleinerung von z, d. h. durch eine Verkleinerung der Zeit der Kammerdiastole. Diese Zeit setzt sich zusammen aus der Pause und aus der Zeit der Vorhofssystole. Wird letztere verkürzt, so muss der Vorhof seinen Inhalt schneller in den Ventrikel treiben. Eine Verkürzung der Pause bedingt keine Mehrarbeit des linken Herzens. Bekanntlich ist die Pause die Zeit, innerhalb deren der Herzmuskel ausruht; diese Zeit kann daher nicht allzu sehr verkürzt werden, soll nicht die Ernährung des Herzens leiden. Da indessen hier mit der Verkürzung der Pause eine sonstige Erleichterung der Herzarbeit gegeben ist, so wird eine gewisse Verringerung der Pause von Vortheil sein.*)

Die Verkürzung der Zeitdauer der Vorhofssystole bedingt eine schnellere Blutströmung aus dem Atrium in den Ventrikel. Hierdurch wird nur insofern eine Erhöhung der Vorhofsarbeit verursacht, als die schnellere Strömung einen stärkeren Reibungswiderstand bedingt. Eine anderweite Erhöhung der Vorhofsarbeit wird hierdurch nicht veranlasst. Denn nach der Definition der Arbeit als „Product aus dem Gewichte in die Hubhöhe" ist sie unabhängig von der Zeit, innerhalb welcher sie geleistet wird. — Eine Aenderung der relativen Phasenlänge der

---

*) Zu einer Verkürzung der Pause, der Zeit innerhalb welcher das Blut aus den Lungen in den linken Vorhof fliesst, wird eine Erhöhung des Blutdruckes in den Pulmonalvenen beansprucht; folglich muss der Druck im rechten Ventrikel zunehmen. Es genügt indessen zur Verkürzung der Zeit der Ventrikelerschlaffung, dass die Zeit der Vorhofssystole abnimmt, während die Pausenzeit unverändert bleibt.

Herzaction ist daher nur insofern von Einfluss auf die Herzarbeit, als sich dabei die intracardialen Reibungswiderstände
ändern. Bei unverengten Klappen sind diese Reibungswiderstände aber an sich minimal, wir können sie daher vernachlässigen.

Bei der Aorten-Insufficienz wird folglich eine
Verringerung der zur Compensation erforderlichen
Arbeit eintreten, wenn die Zeit der Ventrikelerschlaffung verkürzt, die der Systole entsprechend verlängert wird.

Hierbei ist nur zu bedenken, worauf schon hingedeutet
wurde, dass die Zeit der Erschlaffung des Herzmuskels nicht
sehr zu Gunsten der Contractionszeit verkürzt werden kann,
soll nicht bald Uebermüdung des Muskels eintreten. In Wirklichkeit wird daher z nur wenig verkleinert werden können.

Immerhin zeigt sich an den Pulskurven der Aorten-Insufficienz, dass die Zeit der Ventrikelerschlaffung kürzer ist als bei
gesundem Herzen, diese Phasenänderung ist daher jedenfalls als
ein thatsächlich vorhandenes Mittel zur Erleichterung der Compensation zu betrachten. Wird z. B. der Werth von z von dem
bisher benützten Betrage 0,5 auf 0,4 Secunden reducirt, die Zeit
der Ventrikelsystole entsprechend verlängert, so sind die in der
Tabelle III angegebenen Werthe von Q mit $^4/_5$ zu multipliciren.
Eine principielle Aenderung in der Deutung der Formeln wird
hierdurch nicht veranlasst; die Rückflussmenge wird lediglich
in constantem Verhältnisse verkleinert.

Es wird von individuellen Verhältnissen abhängen, vor
allem von der Beschaffenheit der Herzmuskulatur selbst, in wie
weit eine derartige Phasenänderung eintritt. Ist sie in stärkerem
Maasse vorhanden, so möchte ich dies schon als Zeichen einer
leichten Störung der Compensation betrachten. Das normale
Herz leistet eine physiologisch von ihm beanspruchte Mehrarbeit
von allem durch Vermehrung der Anzahl seiner Contractionen,
also ebenfalls durch Verkürzung der Zeit der Ventrikelerschlaffung. Ist diese Zeit schon an sich verkürzt, so wird diese Ver-

kürzung jetzt noch hochgradiger werden müssen. Das Herz wird dadurch eher an die Grenze gelangen, wo eine weitere Verkürzung der Zeit z oder eine weitere Vermehrung der Pulszahl nicht mehr möglich ist. Das Herz wird folglich aussergewöhnlichen Ansprüchen weniger gut gewachsen sein.

Als die ideale Compensation der Aorten-Insufficienz ist mithin die zuerst abgeleitete, ohne Aenderung der Phasendauer, zu bezeichnen. Diese will ich daher auch der weiteren Berechnung zu Grunde legen.

Die bisher durchgeführte Berechnung der regurgitirenden Blutmenge geschah, wie S. 54 erwähnt wurde, unter der Annahme, dass der Aortendruck trotz der Abnahme des Aorteninhalts unverändert bleibe. Wenn die Rückflussmenge klein ist. so ist diese Annahme sicherlich zulässig; wir sahen aber, dass schon für $\beta = 0{,}2$ recht beträchtliche Werthe von Q herauskommen. Für eine genauere Untersuchung der Wirkung der Aorten-Insufficienz ist daher diese Annahme nicht zulässig.

Man könnte meinen, dass die Gefässmuskeln der kleineren Arterien hierbei druckerhöhend wirken könnten, und dass durch ihre Thätigkeit der Druck im ganzen Arteriensysteme trotz des Blutabflusses constant erhalten werden könnte. Man muss aber dabei bedenken, dass sich dann die Gefässmuskeln, übereinstimmend mit der Herzthätigkeit rhythmisch schnell zusammenziehen und schnell erschlaffen müssten, was ihrer Natur als glatten Muskelfasern widerspricht.

Wir müssen daher von der Wirkung der Gefässmuskeln auf den Blutdruck für die Aorten-Insufficienz absehen.

Sieht man von den Gefässmuskeln demnach ab, so verhalten sich die Arterien lediglich wie elastische Röhren, und als solche will ich sie daher im Folgenden auffassen.

Für den Zusammenhang zwischen Blutdruck und Anfüllung der Gefässe mit Blut gilt bekanntlich folgendes Gesetz (Hermann, Physiol. 4^{I}, S. 245):

„Blutentziehungen, die nicht über 2—3 % des Körpergewichts betragen, bringen nur geringe und schwankende Aenderungen des Druckes hervor; erreicht die entleerte Blutmenge ungefähr die Hälfte derjenigen, welche bei tödtlicher Verblutung gewonnen werden kann, so sinkt der Blutdruck plötzlich ab, und immer weiter, bis er bei einem Blutverluste von 4—6 % des Körpergewichts auf Null sinkt."

2—3 % des Körpergewichts betragen bei einem Menschen von 65 Kilo 1300 bis 1950 Gramm = 26 bis 39 % der ganzen Blutmenge (5 Kilo = $^1/_{13}$ des Körpergewichts). 4 % des Körpergewichts sind 2600 Gramm oder 52 % der Blutmenge. Der Blutdruck in den Arterien sinkt also auf Null, wenn ihr Inhalt um etwa 52 % vermindert wird. Bei langsamem Ausfliessen des Blutes — wie beim Verbluten — ist die Gefässmusculatur im Stande, druckerhöhend zu wirken, bis diese Grenze erreicht wird, welche der natürlichen Gleichgewichtsform der Arterie entspricht.

Bei der Rückströmung des Blutes in Folge Aorten-Insufficienz kann, wie wir sahen, die Gefässmusculatur nicht in dieser Weise druckregulirend wirken. Die Beziehung zwischen Druck und Blutmenge im Gefässe, d. h. dem Volumen des Gefässes, lässt sich dann durch eine ähnliche Betrachtung ermitteln, wie sie oben zur Feststellung der Ventrikeldilatation benützt wurde.

Ich betrachte zu diesem Zwecke das Arteriensystem als ein System elastischer Röhren, deren Wandung den Elasticitäts-coefficienten $E = 0{,}0726$ (Landois, Physiol. § 303) hat.

Eine einzelne Arterie kann als ein Hohlcylinder vom inneren Radius R_0, vom äusseren Radius R_1 angesehen werden. R_1—R_0 ist dann die Wanddicke. Auf die innere Fläche drücke der Druck P_0, auf die äussere der Druck P_1. Das Volumen des Innenraumes sei V, am Anfange sei es $= V_1$. Unter der Wirkung des inneren und äusseren Druckes verändert sich das Volumen V um $\varDelta V$, und zwar ist (Wüllner, Experimentalphysik, I, § 50; Lamé l. c. S. 188)

$$\frac{\varDelta V}{V} = \delta + 2\,\varphi_0,$$

worin δ die Verkürzung der Längsaxe*), φ_0 die des Radius der inneren Cylinderfläche ist. Es ergiebt sich dann

---

*) Eine gefüllte Arterie ist länger als eine leere.

$$\delta = \frac{1}{3\,K + k} \cdot \frac{R_1^2\,P_1 - R_0^2\,P_0}{R_1^2 - R_0^2}$$

$$\varphi_0 = c + \frac{b}{R_0^2}$$

$$c = \frac{1}{3\,K + k} \cdot \frac{R_1^2\,P_1 - R_0^2\,P_0}{R_1^2 - R_0^2}$$

$$b = \frac{1}{k} \cdot \frac{R_0^2\,R_1^2\,(P_1 - P_0)}{R_1^2 - R_0^2}$$

K und k sind dieselben Constanten als S. 60. Für die Arterien ist der äussere Druck $P_1 = 0$ zu setzen.

Ferner soll aus der Arterie bereits die Blutmenge Q ausgeflossen sein; dann ist $V = V_1 - Q$ das Volumen des Innenraumes. Es fliesst dann weiter die Menge $\varDelta V = \varDelta Q$ aus; damit ändert sich auch der Innendruck, und zwar nimmt er ab um $\varDelta p$, folglich ist $P_0 = + \varDelta p$ zu setzen, da nur eine Druckänderung eine Volumsänderung bedingt. Somit erhalten wir:

$$\frac{\varDelta Q}{V_1 - Q} = \delta + 2\,\varphi_0$$

$$\delta = \frac{-1}{3\,K + k}\,\frac{R_0^2\,\varDelta p}{R_1^2 - R_0^2}$$

$$c = -\frac{1}{3\,K + k} \cdot \frac{R_0^2\,\varDelta p}{R_1^2 - R_0^2}\,;\quad b = \frac{-1}{k}\,\frac{R_0^2\,R_1^2\,\varDelta p}{R_1^2 - R_0^2}$$

$$-\frac{\varDelta Q}{V_1 - Q} = \frac{3}{3\,K + k} \cdot \frac{R_0^2\,\varDelta p}{R_1^2 - R_0^2} + \frac{2}{k}\,\frac{R_1^2\,\varDelta p}{R_1^2 - R_0^2}$$

$$= \frac{\varDelta p}{R_1^2 - R_0^2}\left\{\frac{3\,R_0^2}{3\,K + k} + 2\,\frac{R_1^2}{k}\right\}$$

$$= \frac{\varDelta p}{R_1^2 - R_0^2}\left\{\frac{3\,R_0^2\,(1 - 2\mu)}{E} + \frac{2\,(1 + \mu)\,R_1^2}{E}\right\}$$

$$= \frac{\varDelta p}{E} \cdot \frac{1}{\dfrac{R_1^2}{R_0^2} - 1}\left\{3\,(1 - 2\mu) + 2\,(1 + \mu)\,\frac{R_1^2}{R_0^2}\right\}$$

μ ist hier wiederum $= 0{,}3$ zu setzen.

Diese Gleichung gilt streng nur für unendlich kleine Veränderungen, also für $\varDelta Q = dQ$ und $\varDelta p = dp$. Daraus folgt, indem wir zugleich für μ seinen Werth einsetzen, die Differentialgleichung

$$\frac{d\,(V_1 - Q)}{V_1 - Q} = \frac{dp}{E} \cdot \frac{1}{\dfrac{R_1^2}{R_0^2} - 1}\left\{1{,}2 + 2{,}6\,\frac{R_1^2}{R_0^2}\right\}.$$

In dieser Gleichung kommt nur noch der Quotient $\frac{R_1}{R_0}$ vor; sie ist daher unabhängig von der absoluten Grösse der Arterie. Für die verschiedenen Arterien ändert sich das Verhältniss $\frac{R_1}{R_0}$ nur wenig, es ist unabhängig im Wesentlichen von der Körpergrösse und der Grösse der betreffenden einzelnen Arterie. Die Gleichung gilt daher für alle Gefässe in gleicher Weise, $\frac{R_1}{R_0}$ ändert sich indessen noch mit der Aenderung von Q; wir erhalten aber eine angenähert richtige Lösung, wenn wir diese Grösse als constant setzen, gleich ihrem Werthe für $Q = o$. Für diesen Fall ergiebt sich als Durchschnittswerth etwa*)

$$\frac{R_1^2}{R_0^2} = 1,3$$

und hieraus

$$\frac{d(V_1 - Q)}{V_1 - Q} = \frac{dp}{0,3 \cdot E}(1,2 + 2,6 \cdot 1,3)$$

$$\frac{d(V_1 - Q)}{V_1 - Q} = 210\, dp.$$

Hierin ist der Druck auf den Quadratmillimeter berechnet; nimmt man statt dessen den Druck für den Quadratcentimeter, so folgt

$$\frac{d(V_1 - Q)}{V_1 - Q} = 2,1\, dp$$

$$\log \text{nat } (V_1 - Q) = 2,1\, p + \text{const.}$$

p ist hierin der in der Aorta gerade herrschende, zum Volumen $V = V_1 - Q$ gehörige Druck. Für $Q = o$ ist $p = 0,321$ Kilogramm. Daher ist

$$\log \text{nat } V_1 = 2,1 \cdot 0,321 + \text{const.}$$

$$\log \text{nat } \frac{V_1 - Q}{V_1} = -2,1\,(0,321 - p).$$

Der in der Aorta herrschende Druck ist daher bestimmt durch die Formel

$$p = 0,321 + 0,5 \log \text{nat}\left(1 - \frac{Q}{V_1}\right)$$

(indem ich statt 2,1 die angenäherte Zahl 2,0 setze). Hierin ist V_1 die anfänglich in der Aorta vorhandene, Q die ausgeflossene Blutmenge.

Da in sämmtlichen Arterien ziemlich dieselben Maassverhältnisse herrschen, so gilt eine entsprechende Formel

$$p = p_1 + 0,5 \log \text{nat}\left(1 - \frac{Q}{V_1}\right)$$

*) Für die Aorta können wir z. B. setzen
$$R_0 = 1,3 \text{ cm} \qquad R_1 = 1,5 \text{ cm.}$$

für jede einzelne Arterie, wenn immer Q_1 die ursprünglich vorhandene, Q die ausgeflossene Blutmenge, und p_1 den ursprünglichen Druck darstellt. Diese Formel gilt folglich auch für das Arteriensystem als ganzes, wenn V, der ursprüngliche Gesammtinhalt des Systems und Q die regurgitirende Blutmenge bedeutet.*)

Für unsere Zwecke handelt es sich um den am Anfange der Aorta herrschenden Druck; für diesen gilt folglich die Gleichung

$$p = 0{,}321 + 0{,}5 \log \mathrm{nat}\left(1 - \frac{Q}{V_1}\right).$$

Setzt man hierin $p = 0$, so erhält man denjenigen Werth von Q, bei welchem der Aortendruck auf Null herabsinkt. Man erhält

$$\log \ \mathrm{nat} \left(1 - \frac{Q}{V_1}\right) = -0{,}6741$$

und daraus

$$\frac{Q}{V_1} = 0{,}49.$$

Dies bedeutet: Wenn von dem ursprünglich im Arteriensysteme vorhandenen Blute 49 % ausgeflossen sind, so sinkt der Aortendruck auf Null.

Oben war für diese Blutmenge aus den Versuchsergebnissen der Werth 52 % berechnet worden. Die beiden Zahlen stimmen recht gut zusammen.

Die gefundene Formel entspricht daher den thatsächlichen Verhältnissen in genügender Weise, und ich will sie den weiteren Betrachtungen zu Grunde legen.

Drücken wir p nicht mehr in Kilogramm, sondern durch das Gewicht einer entsprechend hohen Wassersäule aus, so erhalten wir demnach:

---

*) Um den an irgend einer beliebigen Stelle des Arteriensystems bestehenden Blutdruck zu berechnen, müsste man von p den Betrag des Druckes abziehen, welcher dem von der Aortenwurzel bis zur untersuchten Stelle vorhandenen Widerstande entspricht.

$$p = 3{,}21 + 5{,}00 \log \mathrm{nat}\left(1 - \frac{Q}{V_1}\right),$$

worin der Druck in Metern Wasser gemessen ist.

Es war nun die Rückflussmenge Q nach S. 54 bestimmt durch die Formel

$$Q = 0{,}62 \sqrt{2\,g p}\ \frac{\beta\varphi}{\sqrt{1 - \beta^2}}\ z.$$

In der unendlich kleinen Zeit dt regurgitirt die Blutmenge

$$dQ = 0{,}62 \sqrt{2\,g p}\ \frac{\beta\varphi}{\sqrt{1 - \beta^2}}\ dt.$$

Die erste Formel für Q war giltig nur so lange p constant war, die Differentialgleichung ist dagegen strenge richtig.

Die durch die schlussunfähige Aortenklappe zurückströmende Blutmenge ist demnach bestimmt durch die Gleichung:

$$dQ = a \sqrt{p}\ dt$$

$$a = 0{,}62 \sqrt{2\,g}\ \frac{\beta\varphi}{\sqrt{1 - \beta^2}} = 2{,}75\ \frac{\beta\varphi}{\sqrt{1 - \beta^2}}.$$

Für p ist hierin der oben gefundene Werth zu setzen. Folglich ist

$$dQ = a \sqrt{3{,}21 + 5 \log \mathrm{nat}\left(1 - \frac{Q}{V_1}\right)}\ dt$$

und

$$az = \int_0^Q \frac{dQ}{\sqrt{3{,}21 + 5{,}00 \log \mathrm{nat}\left(1 - \frac{Q}{V_1}\right)}}$$

wo z wieder die Zeit der Ventrikelerschlaffung ist.

Das Integral lässt sich nicht so ausführen, dass man Q direct als Funktion von β daraus erhielte. Für kleine Werthe kann man den Logarithmus durch die Anfangsglieder seiner Reihe ersetzen; man erhält dann die Formel

$$V = 112\,V_1 \sin\left(\frac{1{,}58\ az}{V_1}\right) - 200\,V_1 \sin^2\left(\frac{1{,}58\ az}{V_1}\right).$$

Es ist indessen einfacher, das Integral direct durch Entwicklung in Reihen zu berechnen.

Die Integralgleichung lässt sich zunächst folgendermaassen umformen:

$$\frac{a}{V_1}\,z = \int_0^Q \frac{d\left(\frac{Q}{V_1}\right)}{\sqrt{3{,}21 + 5{,}00\,\lg\left(1 - \frac{Q}{V_1}\right)}}.$$

Setzt man nun

$$\log \mathrm{nat}\left(1 - \frac{Q}{V_1}\right) = x\,,\ 1 - \frac{Q}{V_1} = e\ ,$$

so wird

$$d\left(\frac{Q}{V_1}\right) = -\,e^x\,dx,\ \text{also}$$

$$-\int \frac{e^x\,dx}{\sqrt{3{,}21 + 5\,x}} = \frac{a}{V_1}\,z.$$

Weiter setze man

$$3{,}21 + 5\,x = y^2\,;\ 5\,x = y^2 - 3{,}21$$
$$5\,dx = 2\,y\,dy,$$

so wird

$$\int e^{\frac{1}{5}y^2 - 0{,}64}\,.\,dy = \frac{5\,a}{2\,V_1}\,z$$

$$-\int_{y_0}^{y} e^{\frac{1}{5}y^2}\,dy = \frac{5\,a\,e^{0{,}64}}{2\,V_1}\,z = J - J_0.$$

Die Grenzen dieses Integrales sind

$$y_0 = \sqrt{3{,}21}$$

$$y = \sqrt{3{,}21 + 5{,}00\,\log \mathrm{nat}\left(1 - \frac{Q}{V_1}\right)}.$$

Das Integral J lässt sich leicht in eine Reihe entwickeln. Es ist

$$e^{\frac{1}{5}y^2} = 1 + \frac{1}{5}y^2 + \frac{1}{5^2}\cdot\frac{1}{1.2}y^4 + \frac{1}{5^3}\cdot\frac{1}{1.2.3}y^6 + \cdots$$

$$\int e^{\frac{1}{5}y^2}\,dy = y\left\{1 + \frac{1}{3.5}y^2 + \frac{1}{1.2.5^3}y^5 + \frac{1}{1.2.3.5^3.7}y^7 + \cdots\right\}$$

$$J = \int e^{\frac{1}{5}y^2}\,dy = y\left\{1 + \frac{1}{15}y^2 + \frac{1}{250}y^4 + \frac{1}{5250}y^6 + \frac{1}{135000}y^8 + \cdots\right\}.$$

Diese Reihe convergirt sehr rasch und ist zur Berechnung sehr bequem.

Setzt man nun für Q verschiedene Werthe ein, $Q = 0{,}05\,V_1$, $= 0{,}1\,V_1$, $= 0{,}2\,V_1$ u. s. w. so kann man hieraus immer die zugehörigen Werthe von y und von J berechnen. Daraus ergiebt sich dann weiter der entsprechende Werth von a und aus diesem der von β. Man gewinnt so für eine Reihe von Werthen von Q die zugehörigen Werthe von β und aus diesen durch Interpolation die Zwischenwerthe. Auf diese Weise ist die folgende Tabelle berechnet worden.*)

Tabelle IV (Aorten-Insufficienz).

β	Q (absolut in Gramm) gr	in $^0/_0$ von V_1 $^0/_0$
0,01	12,3	0,8
0,05	61,5	4,1
0,1	121,1	8,0
0,2	233,8	15,5
0,3	341	22,7
0,4	450	30
0,5	550	36,6
0,6	640	42,7
0,7	719	47,9
0,721	735	49
0,8 0,9 etc. }	735	49

*) Für V_1 ist dabei nach S. 56 der Werth von 1500 Gramm gesetzt.

Für $\beta = 0{,}721$ strömen bereits 49 % des ganzen im Arterien-systeme enthaltenen Blutes zurück, damit ist der arterielle Druck auf Null herabgesetzt, es findet daher kein weiterer Rückfluss statt. Für grössere Werthe von β wächst die Rückflussmenge nun nicht mehr. Eine weitere Vergrösserung des Klappen-defectes ist daher ohne Einfluss auf den Kreislauf. Es folgt dar-aus, dass 735 Gramm das Maximum der bei Aorten-Insufficienz eintretenden Ventrikeldehnung sind, dass also der Ventrikel im Maximum etwa zu seinem fünffachen Volumen gedehnt wird.

Bis zu $\beta = 0{,}1$ unterscheiden sich die jetzt berechneten Werthe von Q nur ganz unbedeutend von den in Tabelle III enthaltenen. Für $\beta = 0{,}2$ zeigt sich schon ein merklicher Unter-schied. Derselbe wird immer grösser mit wachsendem β. Für $\beta = 0{,}4$ ist er schon $= 90$ Gramm. Die Grenze, bei der der plötzlich entstehende hochgradige Aortenfehler sofort tödtlich wirkt, liegt nach der jetzigen Tabelle erst bei $\beta = 0{,}5$, also bei der Zerstörung der Hälfte der Klappe.

Durch diese Correctur stellt sich somit die Aorten-Insuffi-cienz wesentlich günstiger, als es zunächst schien. Es ist aber noch eine weitere Correctur anzubringen, welche den Fehler wiederum ungünstiger erscheinen lässt.

Bei normalem Herzen fliesst durch die Capillaren das Blut wesentlich in Folge des nahezu constanten Aortendruckes. Eine Capillarströmung ist nur so lange vorhanden, als der arterielle Druck den venösen übertrifft. Wird aus irgend einem Grunde der arterielle Druck vermindert oder auf Null herabgesetzt, so wird die Capillarströmung geschwächt, bezw. vernichtet. Dieser Fall liegt hier bei der Aorten-Insufficienz vor. Während der Ventrikelerschlaffung ist der arterielle Druck vermindert, in ex-tremen Fällen wird er sogar $= 0$; daher leidet die Capillar-strömung.

Bei gesundem Herzen kommt auf jede Herzrevolution eine durch die Capillaren strömende Blutmenge von 180 Cubikcenti-meter; es ist eine Folge der Elasticität der Arterienwände, dass dieses Blut innerhalb der Capillaren mit gleichförmiger Geschwindigkeit strömt. Rechnen wir für die Ventrikelcontraction die Zeit von 0,3 Secunden (vgl. S. 11), für die Erschlaffung 0,5 Secunden, so fliessen in der ersteren 0,0705 Kilo Blut, in der zweiten 0,1175 Kilo durch die Capillaren. Die Menge 0,1175 Kilo macht 8 % des ganzen Inhalts der Arterien. Durch Ausfluss derselben nimmt der Aortendruck ab um

$$5 \log \operatorname{nat} (1 - 0{,}08) = 5 \log \operatorname{nat} 0{,}92 = - 0{,}4 \text{ Meter.}$$

Die normale arterielle Pulsschwankung in der Aorta beträgt demnach 0,4 Meter[*], also immerhin einen merklichen, wenn auch geringen Betrag, welchen wir aber gegenüber der hohen systolischen Aortenspannung vernachlässigen können.

Berücksichtigt man diese normale Pulsschwankung, so ergiebt sich, dass während der Kammersystole 0,0733, während der Kammerdiastole 0,1147 Kilo Blut durch die Capillaren fliessen. Die letztere Menge vermindert sich demnach gegen die zuerst angegebene Zahl um 2,4 %. Diese Differenz ist so gering, dass wir von ihr absehen können.

Eine viel bedeutendere Druckabnahme stellt sich nun bei der Aorten-Insufficienz heraus; es wird daher in der Ventrikeldiastole eine gegen die Norm verminderte Blutmenge durch die Capillaren strömen, während die systolische Menge zunächst unverändert bleibt.

Die Strömung durch Capillarröhren ist direct proportional dem Drucke (Landois, Physiol., § 69). Ist also dM die in der unendlich kleinen Zeit dt durch die Gesammtheit aller Capillaren fliessende Blutmenge, so ist

$$d\text{M} = k\ p\ d\text{t,}$$

wo k eine Constante ist. Durch die Gesammtheit aller Capillaren fliesst in der Zeit t = 0,8 bei constantem Drucke die Menge M = 0,188 Kilo; daraus ergiebt sich

$$k = 0{,}734\ \frac{\text{Quadratcentimeter.}}{\text{Secunde}}$$

---

[*] = 3 cm Quecksilber.

Bei Aorten-Insufficienz ist p nicht mehr constant, sondern nimmt ab mit wachsender Rückflussmenge. Es war

$$p = 3{,}21 + 5{,}00 \ \log \ \mathrm{nat} \left(1 - \frac{Q}{V_1}\right).$$

Mithin ergiebt sich für die Capillarströmung die Differentialgleichung

$$d\mathrm{M} = k \left\{3{,}21 + 5{,}00 \ \log \ \mathrm{nat} \left(1 - \frac{Q}{V_1}\right)\right\} dt.$$

Andererseits hatten wir S. 78 die Gleichung:

$$dQ = a \sqrt{3{,}21 + 5{,}00 \ \log \ \mathrm{nat} \left(1 - \frac{Q}{V_1}\right)} \ dt.$$

Daraus folgt

$$d\mathrm{M} = \frac{k}{a} \cdot \sqrt{3{,}21 + 5{,}00 \ \log \ \mathrm{nat} \left(1 - \frac{Q}{V_1}\right)} \ dQ.$$

Bezeichnen wir mit C die während der Ventrikelerschlaffung, mit B die während der Ventrikelsystole durch die Capillaren strömende Blutmenge, so erhalten wir darnach

$$C = \frac{k}{a} \int_0^Q \sqrt{3{,}21 + 5{,}00 \ \log \ \mathrm{nat} \left(1 - \frac{Q}{V_1}\right)} \ dQ,$$

worin für Q die oben S. 80 berechneten Werthe einzusetzen sind. B hat denselben Werth wie bei gesundem Herzen.

In dem Integrale ist der Druck noch in Metern ausgedrückt. Für k ist daher entspechend der Werth $0{,}0000734 \ \dfrac{\text{Quadratmeter}}{\text{Secunde}}$ einzusetzen. C wird dann in Cubikmetern erhalten.

Das Integral lässt sich ebenfalls nur durch Entwicklung in eine — übrigens sehr schnell convergirende — Reihe berechnen. Es ergiebt sich dann folgende Tabelle für die durch die Capillaren strömende Blutmenge:

Tabelle V.

Capillarströmung bei nicht compensirter Aorten-Insufficienz.

β	C	M = B + C in Gramm und in % von A.
0,01	117,0 Gramm	187,5 Gramm = 99,7 %
0,05	115,5 „	186,0 „ = 99,0 „
0,1	111,4 „	182,4 „ = 97 „

Capillarströmung bei nicht compensirter Aorten-Insufficienz.

β	C	$M = B + C$ in Gramm und in % von A.
0,2	102,4 Gramm	172,9 Gramm $= 91,9$ %
0,3	94,1 „	164,6 „ $= 87,0$ „
0,4	84,9 „	155,4 „ $= 82,8$ „
0,5	74,0 „	144,5 „ $= 76,9$ „
0,6	62,4 „	132,9 „ $= 70,7$ „
0,7	49,2 „	119,7 „ $= 63,6$ „
0,721	46,4 „	116,9 „ $= 62,2$ „
0,8	35,8 „	106,4 „ $= 56,6$ „
0,9	25,1 „	93,6 „ $= 49,8$ „
0,95	15,7 „	86,2 „ $= 45,9$ „

Der Werth $\beta = 0,721$ bildet jetzt nicht mehr, wie in Tabelle III, eine Grenze, über welche hinaus die Werthe sich nicht ändern; mit wachsendem β wird die im Beginne der Diastole regurgitirende Blutmenge um so grösser; daher erniedrigt sich der Druck um so schneller.

Man sieht, dass für kleine Werthe von β die Capillarströmung nicht merklich geändert wird; schon bei $\beta = 0,1$ fliessen aber 3 % zu wenig hindurch, bei $\beta = 0,4$ schon 17,8 %, also ein recht erheblicher Betrag.

In der S. 63 bis 69 gegebenen Darlegung war gezeigt worden, auf welche Weise es bei Aorten - Insufficienz dazu kommt, dass das Arteriensystem in der normalen Weise mit Blut gefüllt wird. Es zeigt sich nunmehr, dass dies zur Compensation noch nicht ausreicht. Auch wenn bei jeder Herzrevolution die normale Blutmenge A in die Aorta gebracht wird, so fliesst dieselbe noch keineswegs durch die Capillaren wirklich hindurch. So einfach liegen die Verhältnisse nicht. Im Gegentheile fliesst bedeutend weniger Blut in die Venen, und es muss demnach in der Aorta Stauung eintreten, wenn nicht auf andere Weise Abhilfe geschaffen wird.

Es ist dies ein neuer Einwand gegen die von v. Dusch aufgestellte Theorie; bei ihm wird es gar nicht berücksichtigt, ob die in der Aorta gebrachte Blutmenge den Widerstand der Capillaren überwinden kann.

Es stehen nun zwei Mittel zur Verfügung, um die normale Blutmenge auch jetzt noch durch die Capillaren zu treiben. Es kann zunächst der Capillarwiderstand und überhaupt der in den Gefässen herrschende Widerstand vermindert werden. Dazu brauchten nur die kleinen Arterien und die Capillaren erweitert zu werden. Es würde dies eine Vergrösserung der S. 82 benützten Constanten k bedeuten: mit wachsendem k wächst in der That die Menge M. Diese Erweiterung der Capillaren brauchte nur sehr unbedeutend zu sein; für den bereits sehr ungünstigen Fall von $\beta = 0{,}721$ z. B. müssten die Durchmesser nur im Verhältnisse $1 : 1{,}13$ wachsen, für $\beta = 0{,}95$ im Verhältnisse $1 : 1{,}21$. Sobald eine solche Erweiterung eingetreten ist, würde die normale Menge A für jede Herzrevolution den Venen zufliessen.

Andererseits kann man nicht gerade behaupten, dass Organe, deren Gefässe sämmtlich, die Capillaren einbegriffen, wenn auch nur in diesem geringen Maasse dauernd erweitert sind, sich noch unter normalen Verhältnissen befinden. Mit der Erweiterung der Gefässe ist stets eine Verminderung des Druckes auf die Gefässwand verbunden. Es wird sich weiter unten zeigen, dass, wenn die kleinen Gefässe und Capillaren sich nicht erweitern, zwar der systolische Ventrikel- und Gefässdruck wächst, damit aber noch keine Erhöhung des mittleren Gefässdruckes eintritt. Wenn sich daher die kleinen Arterien u. s. w. erweitern, so ist eine Druckverminderung die Folge. Für den Kreislauf würde dies ja an sich vortheilhaft sein, die Herzarbeit würde dadurch eine entschiedene Erleichterung erfahren. Ich habe oben, S. 23, ausgeführt, dass die Ernährung der Organe an einen bestimmten Blutdruck gebunden ist. Der mittlere Gefässdruck ist jedenfalls der für die Ernährung der Organe erforderliche, sonst würde der normale Körper einen geringeren Druck aufweisen. Zur Compensation der Aorten-Insufficienz müssen wir daher verlangen, dass das Lumen der Capillaren u. s. w. ungeändert bleibt.

Soll trotzdem die normale Blutmenge den Capillaren zuströmen, so bleibt nur übrig, den Aortendruck p zu erhöhen. Da die durch die Capillaren fliessende Blutmenge dem Drucke proportional ist, so muss demnach in der Aorta und im systolisch contrahirten linken Ventrikel ein Druck p_1 herrschen, der sich aus der Gleichung

$$p_1 = \frac{188}{M} \, p$$

ergiebt, wenn für M die Werthe aus Tabelle V gesetzt werden.

Ich weise zunächst nach, dass hierbei der mittlere Gefässdruck unverändert bleibt.

Während der unendlich kleinen Zeit dt herrscht in den Gefässen der Druck p, der mittlere Gefässdruck ist daher

$$= \frac{1}{\tau} \int p \, dt,$$

wo τ die Zeit einer ganzen Herzrevolution ist. Dieses Integral setzt sich zusammen aus einem Theile für die Ventrikelsystole, innerhalb deren p constant ist, und aus einem zweiten Theile für die Diastole, innerhalb welcher p nach der früher entwickelten Formel abnimmt. Der erste Theil des Integrals ist für das gesunde Herz (nach S. 83) $= \frac{B}{k}$, der zweite $= \frac{C}{k}$. Der mittlere Druck ist also

$$= \frac{B + C}{k\tau} = \frac{A}{k\tau},$$

da $B + C$ die ganze durch die Capillaren strömende Blutmenge ist. Bei der Aorten-Insufficienz erhalten die Integrale beziehungsweise die Werthe $\frac{B_1}{k}$ und $\frac{C_1}{k}$. Der mittlere Druck muss daher

$$= \frac{B_1 + C_1}{k\tau}$$

sein. τ, die Zeit der einzelnen Herzrevolution sollte ungeändert bleiben; $B_1 + C_1$ stellt wieder die ganze durch die Capillaren fliessende Blutmenge dar, ist daher $= A$; somit bleibt in der That der mittlere Druck umgeändert.

Würden wir den bisher benützten Werth von p beibehalten, so würde dementsprechend eine Aorten-Insufficienz eine Erniedrigung des mittleren Gefässdruckes zur Folge haben. Der Aorten-, d. h. der systolische Ventrikeldruck muss mithin nach der vorhin angegebenen Formel erhöht werden. Mit wachsendem Aortendrucke wächst aber wiederum die Rückflussmenge Q.

Um sie zu bestimmen ist es aber zunächst erforderlich, zu untersuchen, welchen Einfluss der erhöhte Druck auf die Arterien selbst hat. Nach S. 77 besteht zwischen dem Druck p und dem Inhalte V der Arterien die Gleichung

$$p = 3{,}21 + 5{,}00 \log \mathrm{nat} \frac{V}{V_1}$$

da $V_1 - Q$ der Inhalt ist. Nun ist jetzt der Druck in den Arterien gegen früher vermehrt. Setzen wir

$$\frac{188}{M} = b$$

so soll in den Arterien ein Druck p_1 herrschen, so dass

$$p_1 = bp$$

ist. Während der Ventrikelsystole muss demnach der Druck $= 3{,}21 \cdot b$ herrschen. Das Arteriensystem wird somit in jeder Systole zu einem Volumen V_2 ausgedehnt, welches sich bestimmt aus der Gleichung:

$$b \cdot 3{,}21 = 3{,}21 + 5{,}00 \lg \mathrm{nat} \frac{V_2}{V_1}$$

$$\log \mathrm{nat} \frac{V_2}{V_1} = \frac{1}{5} \cdot 3{,}21 \, (b - 1) = 0{,}64 \, (b - 1)$$

$$\frac{V_2}{V_1} = e^{\, 0{,}64 \, (b-1)},$$

wenn e die Basis der natürlichen Logarithmen ist. Es ist dann leicht für $V_1 = 1500$ den absoluten Werth von V_2 in Gramm zu berechnen. Es ergiebt sich hiernach für die in Folge Aorten-Insufficienz eintretende Dilatation der Arterien folgende Tabelle.

Tabelle VI.

Dilatation des Gesammtvolums der Arterien bei Aorten-Insufficienz.

β	$V_2 - V_1$ in Gramm	in $\%$ von V_1
0,01	0,15 Gramm	0,01 $\%$
0,05	18,15 „	1,21 „
0,1	30,3 „	2,02 „
0,2	76,17 „	5,78 „
0,3	154,5 „	10,3 „
0,4	215,25 „	14,35 „
0,5	321,15 „	21,41 „
0,6	462,15 „	30,81 „
0,7	671,7 „	44,78 „
0,721	715,5 „	47,7 „
0,8	953,1 „	63,5 „
0,9	1477 „	98,6 „
0,95	1701 „	113,4 „

Der Druck- und Volumsveränderung entsprechend wird sich jetzt eine neue Rückflussmenge Q_2 ergeben. Wir erhalten dieselbe auf folgende Weise:

Während der ganzen Diastole soll der Druck im Verhältnisse $1:b$ vermehrt sein. Es besteht somit in der Aorta der Druck

$$p_1 = b \cdot 3{,}21 + 5{,}00 \log \operatorname{nat} \left(1 - \frac{Q}{V_1}\right)^b.$$

Nach der Dilatation der Arterien ist derselbe Druck aber, wenn Q_2 die nunmehr regurgitirende Blutmenge ist, bestimmt durch die Gleichung

$$p_1 = b \cdot 3{,}21 + 5{,}00 \log \operatorname{nat} \left(1 - \frac{Q_2}{V_2}\right).$$

Daraus folgt

$$1 - \frac{Q_2}{V_2} = \left(1 - \frac{Q}{V_1}\right)^b$$

$$\frac{Q_2}{V_2} = 1 - \left(1 - \frac{Q}{V_1}\right)^b.$$

Hieraus erhält man die definitiven Werthe der Rückflussmenge Q in folgender Tabelle:

Tabelle VII.

Rückflussmenge Q bei Aorten-Insufficienz.

β	Q in Gramm		in $^0/_0$ von A	und von V_2
0,01	12,31	Gramm	6,55	0,89
0.05	62,85	„	33,4	4,14
0,1	123,0	„	65,4	8,03
0,2	263,84	„	140,3	16,74
0,3	421,52	„	224	25,48
0,4	601,23	„	319	35,05
0,5	814,54	„	433	44,73
0,6	1068,8	„	568	54,5
0,7	1391	„	740	64,07
0,721	1465	„	779	66,13
0,8	1707	„	908	69,57
0.9	2207	„	1174	74,13
0,95	2290	„	1208	75,83

Vergleicht man diese Zahlen mit denen der Tabelle VI, so sieht man, dass die Dilatation des Arteriensystems eine absolut und relativ geringere ist, als die des linken Ventrikels.

Ehe ich das aus den beiden letzten Tabellen hervorgehende Ergebniss bespreche, will ich noch die Druckschwankungen in der Aorta bestimmen.

Der systolische Ventrikeldruck p_1, der zugleich der im Beginne der Diastole in der Aorta herrschende Druck ist, ergab sich aus der Formel

$$p_1 = \frac{188}{M} \cdot p = b \cdot 3{,}21 \text{ Meter.}$$

Während der Diastole nimmt der Aortendruck beständig ab, bis zu einem Werthe p_2, der zu berechnen ist aus der Gleichung

$$p_2 = p_1 + 5{,}00 \log \mathrm{nat} \left(1 - \frac{Q_2}{V_2} \right)$$

$$p_2 = b \cdot 3{,}21 + 5{,}00 \log \mathrm{nat} \left(1 - \frac{Q_2}{V_2} \right)$$

$$p_2 = b \cdot 3{,}21 + 11{,}51 \log \mathrm{vulg} \left(1 - \frac{Q_2}{V_2} \right).$$

Es ergiebt sich hieraus für den Aortendruck folgende Tabelle:

Tabelle VIII.

Maximaldruck p_1 und Minimaldruck p_2 in der Aorta.

β	p_1	p_2
0.01	3,22 Meter	3,18 Meter
0.05	3,24 „	3,03 „
0.1	3,31 „	2.89 „
0,2	3,48 „	2,47 „
0,3	3,67 „	2,20 „
0,4	3,88 „	1,73 „
0,5	4,18 „	1,20 „
0,6	4,54 „	0,60 „
0,7	5,04 „	0,10 „
0,721	5.16 „	0,00 „
0,8	5,67 „	0,00 „
0,90	6,64 „	0,00 „
0,95	7,00 „	0,00 „

Diese 3 Tabellen VI, VII und VIII enthalten alle Zahlenangaben, welche für die Compensation einer Aorten-Insufficienz erforderlich sind.

Die am Herzen selbst eintretenden Veränderungen ergeben sich aus Tabelle VII. Der linke Ventrikel wird um die in der dritten Spalte dieser Tabelle enthaltenen Procentzahlen dilatirt, entsprechend dem Betrage der Rückflussmenge Q. Diese Menge Q stellt sich zunächst als beträchtlich grösser heraus, als dies aus der Tabelle IV hervorging. Sie ist aber auch für die meisten Werthe von β grösser, als wie sie sich in Tabelle III, auf constanten Druck berechnet, ergab; nur von $\beta = 0,8$ an sind die Werthe in Tabelle III grösser als die neu berechneten.

Für kleine Werthe von β ist der Unterschied in allen Tabellen überhaupt nur gering.

Für $\beta = 0,01$ ist der linke Ventrikel nur um $6^{1}/_{2}\ {}^0/_0$, also kaum merklich dilatirt. Ist der zehnte Theil der Klappe zerstört, so beträgt die Erweiterung bereits $65,4\ {}^0/_0$, also fast $^{2}/_{3}$. Sind $^{3}/_{10}$ der Aortenklappen zerstört, so muss sich der linke Ventrikel zur Compensation bereits um $2^{1}/_{4}$ seines normalen Rauminhalts erweitern.

Bei $\beta = 0,5$, $=$ Zerstörung der Hälfte der Klappe, ist wohl schon die Grenze erreicht, welche für die Dilatation sich vorstellen lässt; die Ventrikelerweiterung beträgt hierbei das $4^{1}/_{3}$ fache der normalen Capacität. Die höchsten bisher für die Hypertrophia cordis gefundenen Werthe (von Stokes ermittelt, citirt in Eichhorst, spec. Pathol. und Therapie I, S. 52) gelangen bis zur 6,5 fachen Herzvergrösserung. Dies würde, auf Aorten-Insufficienz bezogen, dem Werthe von $\beta = 0,64$ etwa entsprechen. Ungefähr $^{2}/_{3}$ der Klappe würden dabei zerstört sein.

Gleichzeitig mit dem linken Ventrikel muss das Arteriensystem eine Dilatation erfahren. Dieselbe ist für kleine Werthe von β minimal; bis zu $\beta = 0,05$, wo doch die Ventrikelerweiterung schon recht beträchtlich ist, ist sie geradezu unmerklich. Für stärkere Klappendefecte erlangt sie indessen auch höhere Werthe, wird aber niemals relativ so gross, als die Dilatation der Kammer.

Diese Dilatation des Arteriensystems erstreckt sich nicht etwa bloss auf den Anfangstheil der Aorta, sondern auf das ganze Gefässsystem. Zu diesem Betrage werden die Arterien aber nur entsprechend der Ventrikelsystole ausgedehnt, der nachfolgenden Diastole entsprechend wird ihr Volumen wieder geringer. Durch Vergleichung der Tabellen VI und VII erhält man leicht die im Arteriensysteme am Ende der Diastole enthaltene Blutmenge, die letzte Spalte der Tabelle VII giebt an, wie viel Procent des Arterieninhalts durch die defecte Klappe regurgitiren. Für $\beta = 0{,}3$ strömt schon $^1/_4$ dieses Inhalts zurück, für $\beta = 0{,}56$ etwa die Hälfte. Es kann jetzt eine relativ grössere Menge zurückfliessen, als den S. 77 berechneten 49 % entspricht; da der anfängliche Arteriendruck erhöht ist, so muss mehr vom Inhalte ausfliessen, ehe der Druck $= 0$ eintritt.

Das mittlere Arterienvolumen ist, da der mittlere Arteriendruck nach S. 86 keine Aenderung erfahren hat, ebenfalls ungeändert geblieben; aus diesem Grunde erfährt auch der Widerstand, welchen das Blut in den Gefässen erleidet, keine Aenderung.

Bei jeder Systole werden demnach die Arterien sehr stark mit Blut angefüllt; in der Diastole entleert sich aber wieder ein grosser Theil dieses Blutes.

Endlich werden am Pulse der Arterien sehr bedeutende Veränderungen zu bemerken sein. Der Arteriendruck ist abhängig vom Aorten- bezw. Ventrikeldrucke. Für kleine Werthe von β behält der Aortendruck im Wesentlichen seinen normalen Werth, er ändert sich im Laufe der Diastole auch nur wenig. Für $\beta = 0{,}1$ beträgt die diastolische Druckabnahme aber doch schon 42 cm. Dieselbe wird sich zu der fast ebensogrossen (nach S. 82) normalen diastolischen Druckabnahme hinzu addiren. Die Elevationen der Pulscurve werden daher, wenn $^1/_{10}$ der Aortenklappe zerstört ist, doppelt so hoch sein als bei gesundem Herzen. Für grössere Werthe von β steigt der systolische Druck recht beträchtlich. Für $\beta = 0{,}5$ ist er $= 4{,}18$ m, also um 1 m höher als in der Norm, für $\beta = 0{,}9$ ist er doppelt so hoch als in der Gesundheit. Dies betrifft den maximalen Druck. Noch mehr tritt der Einfluss des Klappenfehlers an den Druckschwankungen hervor. Dieselben betragen bei $\beta = 0{,}4$ schon mehr als 2 m. Von $\beta = 0{,}721$ an wird der arterielle Minimaldruck auf Null reducirt. Für derartige schwere Klappendefecte steigt also der arterielle Druck entsprechend der Kammersystole plötzlich sehr hoch an, fällt dann ziemlich schnell ab, auf oder nahe bis zu Null. Anfangs, im Beginne der Diastole, nimmt der Druck schneller ab, als am Ende derselben; daher ist in der Pulscurve der Beginn der Descensionslinie steiler als ihr Ende. — Bekanntlich sind alles dies die charakteristischen Eigenthümlichkeiten der Pulscurve einer Aorten-Insufficienz.

Aus dieser Pulsform ergiebt sich übrigens, dass die S. 71 besprochene Verkürzung der Zeit z der Ventrikelerschlaffung von ziemlich geringem Einflusse auf die regurgitirende Blutmenge ist. Die Hauptmenge regurgitirt im Anfange der Diastole, so lange der Druck noch hoch ist. Mit der Abnahme des Druckes nimmt der Rückfluss aber immer mehr ab. Durch ein schnelleres Eintreten der Systole wird daher nicht mehr ein grosser Betrag des Blutes am Einströmen in den Ventrikel verhindert werden. Von Vortheil kann die Verkürzung der Diastolezeit nur für kleine Werthe von β sein, für diese ist sie aber kaum nöthig.

Auch in den Venen herrscht bekanntlich ein, wenn auch niedriger, positiver Druck, welcher naturgemäss in seinem Werthe von dem Aortendrucke abhängig ist. Die erheblichen Schwankungen des letzteren werden sich mithin auch auf den Venendruck, wenn auch in verkleinertem Maasse übertragen; bei Aorten-Insufficienz wird folglich der Venendruck Schwankungen zeigen. Freilich werden dieselben erst für grössere Werthe von β, etwa von $\beta = 0{,}4$ ab deutlich wahrnehmbar werden. Für diese und höhere Werthe von β werden wir aber an den Venen deutlich ein Steigen und Sinken des Druckes wahrnehmen; es wird ein Venenpuls, und zwar ein centripetaler Venenpuls vorhanden sein. Am deutlichsten wird derselbe dann zum Vorschein kommen, wenn der arterielle Minimaldruck $= 0$ ist, also für $\beta \geq 0{,}721$.

Da die anderen Klappenfehler diese arteriellen Druckschwankungen nicht verursachen, so können wir mithin einen centripetalen Venenpuls als für hochgradige Aorten-Insufficienz pathognomonisch bezeichnen.

Eine Schlussunfähigkeit der Semilunarklappen der Aorta wird demnach folgendermaassen compensirt: Der linke Ventrikel wird um den in der Tabelle VII berechneten Werth Q dilatirt, seine Wand hypertrophirt, ferner wird das ganze Arteriensystem dilatirt, und endlich steigt der systolische Ventrikeldruck zum Werthe p_1 der Tabelle VIII an.

Die Erfüllung dieser Bedingungen ist hinreichend, um den Körperorganen die normale Blutzufuhr zu sichern.

Reicht die Kraft des linken Ventrikels hierzu nicht mehr aus, so kann durch eine Verkürzung der Zeit der Diastole bei geringem Fehler (kleine Werthe von β) noch Compensation erreicht werden. Dagegen kann die Mehrleistung des linken Vorhofs oder rechten Ventrikels nicht compensirend wirken.

Auf die Mehrarbeit, die der linke Ventrikel hierbei zu leisten hat, will ich erst weiter unten eingehen. An dieser Stelle will ich zum Vergleiche mit dem soeben theoretisch entwickelten nur noch die Darstellung anführen, welche Ottomar Rosenbach in einem „Ueber die Anwendung von Mutterkornpräparaten bei gewissen Herzerkrankungen" überschriebenen Aufsatze in No. 34, Berl. klin. Wochenschr. 1887, giebt.

Rosenbach sagt: „Es treten am peripheren Gefässsystem — und zwar im arteriellen Gebiete — im Verlaufe eines Aortenklappenfehlers hochgradige, nicht zu übersehende Veränderungen, auf, deren Causalzusammenhang mit der Erkrankung ebenso deutlich ist, wie die deletären Folgen, welche diese Alteration der Arterien für die Kreislaufverhältnisse setzen muss. Die beträchtliche Hypertrophie und Dilatation der linken Kammer, welche als nothwendige Consequenz der Schlussunfähigkeit der Klappen auftritt, führt natürlich zu völlig veränderten Füllungsverhältnissen der arteriellen Gefässe, und zwar zunächst in den den Herzen benachbarten, später in den weiter entlegenen Gebieten. Das Arterienrohr wird nicht nur stärker gefüllt, sondern auch rapider und energischer von der Blutwelle getroffen als sonst, und es wird dadurch leicht erklärlich, dass die Arterienwandungen unter dem Einflusse der starken Dehnung, die sie bei jeder Systole des Herzens durch die Vermehrung der, noch dazu unter dem Druck des hypertrophischen Ventrikels eingeschleuderten, Blutmenge erfahren, allmählich ihre Elasticität einbüssen, so dass mit der Zeit ein wichtiger activer Factor für die Fortbewegung des Blutes ausfällt. Charakteristische Anhaltspunkte für diese bedeutungsvolle und deletäre Veränderung liefert der Puls, der in diesem Stadium (vorausgesetzt, dass die Herzthätigkeit noch kräftig ist), obwohl er noch immer schnellend erscheint, dennoch kein eigentlicher Pulsus celer mehr ist. Die Arterienwand wird nämlich nicht mehr, wie bei diesem, wenn auch schnell, aber doch deutlich, gespannt, sondern man fühlt gewissermaassen nur das Hereinschiessen der Blutwelle in die Arterie, wie einen Schlag, ohne dass man die allmähliche Dehnung der Wandung wahrnimmt, es findet nur ein Anprall des Blutes, kein eigentliches Ansteigen der Welle statt, ein Beweis dafür, dass die Arterienwand ihre Elasticität und ihren Tonus, vermöge welcher sie dem Andringen des Blutes nur allmählich nachgiebt, verloren hat, ein Beweis ferner dafür, dass die Arterie absolut weiter geworden ist und dass sie sich nicht mehr vollkommen systolisch zusammenziehen kann."

Man sieht, alles thatsächlich zu Beobachtende ist oben theoretisch abgeleitet worden. Rosenbach glaubt indessen, zur Erklärung dieser Erscheinungen noch ein neues Moment hinzunehmen zu müssen, nämlich, dass die Arterienwand ihre Elasticität verloren hat. Verlust der Elasticität ist aber bei den Arterien eine ganz besondere Krankheit, nicht gerade gleich Arteriosklerose, dieser aber doch nahe stehend. Was heisst denn Elasticität? Die Arterien heissen elastisch, weil sie im Stande sind, aus dem gedehnten, erweiterten Zustande sofort wieder in den verkürzten, verengerten Zustand zurückzukehren. Sobald sie nicht mehr dazu fähig sind, sondern nach der Erweiterung, auch bei Aufhören des erweiternden Druckes, erweitert bleiben, dann erst haben sie ihre Elasticität verloren. Das ist aber ganz direct als eine Degeneration der Arterienwand aufzufassen. Rosenbach meint ohne diese Annahme nicht auskommen zu können. Dass die Arterien ihre Elasticität thatsächlich verloren haben, glaubt er aus der Pulsform erschliessen zu können. Gerade diese, von dem eigentlichen Pulsus celer abweichende Pulsform ergiebt sich aber aus der Theorie bei vollkommener Erhaltung der Elasticität. Der gewöhnliche Puls besteht darin, dass der schon vorhandene arterielle Druck periodisch eine der Kammersystole entsprechende Steigerung erfährt. Die in der Ventrikeldiastole immer noch stark gespannte Arterienwand erfährt systolisch eine neue Spannung; diese läuft als sehr lange Welle mit grosser Geschwindigkeit das Arterienrohr entlang, und nur diese Welle erscheint uns als Puls. Die Welle kommt an einer Stelle weit schneller an, als der wirklichen Blutbewegung entspricht.

Der normale Puls entspricht also der Schwingung einer gespannten elastischen Membran. Bei geringfügigem Defect der Aortenklappen behält der Puls auch diese Eigenschaften noch bei, nur ist die Schwingung, entsprechend der grösseren Druckdifferenz, von grösserer Amplitüde. — Anders wird es aber bei hochgradigen Aortenklappenfehlern. Wir sahen, dass bei diesen der Diastole entsprechend der Arteriendruck sehr niedrig wird, ja ganz auf Null sinken kann. In der Diastole verhält sich daher das Arterienrohr nicht mehr wie eine gespannte elastische Membran; elastisch ist sie nach wie vor, aber ihr Tonus ist vermindert oder verschwunden. Eine solche Membran ist nicht mehr im Stande eine Schwingung aufzunehmen. Es existirt demzufolge bei schwerer Aorten-Insufficienz — etwa von $\beta = 0{,}4$ ab — gar kein Puls mehr im alten Sinne. Es pflanzt sich nicht mehr auf die vorher vorhandene starke Spannung eine schnell ablaufende Welle auf, sondern die entspannte Arterie wird plötzlich ausserordentlich stark gespannt, und — etwas weniger plötzlich — wieder entspannt. Bei normalem Herzen, auch in der Diastole stark gespannten Arterien, entsteht der Puls am Anfange der Aorta; die Aortenwand wird in Schwingung versetzt und diese Schwingung verläuft nach den Gesetzen der Wellenbewegung längs der Arterien. Bei hochgradiger Aorten-Insufficienz muss die erhöhte Spannung an jedem Punkte des Arteriensystems selbstständig entstehen, die an einem Punkte entstandene pflanzt sich nicht weiter fort. In Folge dessen entsteht der Puls auch erst dadurch an einer Stelle, dass das Blut daselbst ankommt. Bei normalem Herzen ist die Pulswelle unabhängig von der Füllung der einzelnen Arterie, jetzt kommt der Puls lediglich dadurch zur Entstehung, dass die Arterie von innen heraus erweitert wird. Der Puls muss also gerade die von Rosenbach beschriebene Form annehmen; es ist durchaus nicht nöthig anzunehmen, dass die Arterienwand degenerire.

Woher soll auch eine solche Degeneration stammen? Rosenbach meint: infolge des verstärkten Druckes. Wir sahen aber oben, dass der mittlere Arteriendruck ungeändert bleibt, wenn auch der systolische Herzdruck beträchtlich zunimmt. Es fehlt daher durchaus jeder Anlass, der die elastische Substanz der Arterienwandungen schädigen könnte. Dass die Gefässe sich immerfort abwechselnd stark füllen und wieder entleeren, kann kaum die Gefässwand schädigen; das leistet elastische Substanz ohne Weiteres überall im Körper. Im Gegentheil, es ist zu erwarten, dass die elastische Substanz noch zunimmt, nach dem allgemein im Körper geltenden Gesetze, dass ein viel gebrauchter Theil an Masse zunimmt. Es kommt aber hierauf wenig an. Jedenfalls kann von einer deletären Einwirkung der Aorten-Insufficienz auf die Gefässe keine Rede sein. Deletär ist eine hochgradige Aorten-Insufficienz nur für den Puls; der Puls, in seiner normalen Form als Schwingung der Gefässwand wird vernichtet, ganz ebenso wird die Gleichförmigkeit der Blutströmung in den Capillaren vernichtet — das ist aber lediglich eine Folge der enormen Druckdifferenzen. Die geringen Druckunterschiede des normalen Kreislaufs werden durch die Elasticität der Arterien ausgeglichen, die jetzt vorhandenen sehr hohen Druckunterschiede können dadurch nicht mehr ausgeglichen werden. Deshalb haben aber die Arterien noch nicht ihre Elasticität eingebüsst.

Rosenbach wendet sich weiter gegen die Annahme von Bamberger und Duchek: dass der verstärkte Druck im arteriellen Systeme zu erhöhten Druckverhältnissen in den Venen und zu einer Dilatation derselben führt, wodurch die Strömungsgeschwindigkeit verlangsamt, Stauungen in denselben bewirkt und zuletzt eine Dilatation des rechten Vorhofs durch das unter starkem Druck in ihn einströmende Venenblut herbeigeführt wird. In den Venen kann thatsächlich kein erhöhter Druck herrschen, da der mittlere arterielle Druck nach S. 86 ungeändert bleibt. Bis auf die mögliche Entstehung eines centripetalen Venenpulses bleibt die venöse Blutströmung gänzlich unbeeinflusst.

Für die Füllung des Arteriensystems ist noch ein Punkt bemerkenswerth. Unter der Wirkung des erhöhten Ventrikeldruckes werden die Arterien gerade so weit gedehnt, dass sie die regurgitirte Blutmenge wieder aufnehmen, und sich zu dem in Tabelle VI berechneten Volumen ausdehnen können. Diese Ausdehnung erfolgt momentan, durchaus mit der Ventrikelsystole zusammenfallend. Es wird nicht etwa der ganze Ventrikelinhalt zuerst in den dilatirten Anfangstheil der Aorta geworfen, von wo er dann langsam abfliessen könnte, sondern das Blut erfüllt sehr schnell das ganze Arteriensystem. Ein Theil strömt dabei vorwärts durch die Capillaren, der Rest regurgitirt wieder. — Der zufühlende Finger muss daher unmittelbar das in der Systole ankommende Blut fühlen.

Es gelingt auf diese Weise, aus der Annahme allein, dass in den Semilunarklappen der Aorta ein Loch sei, alle bei diesem Klappenfehler zu beobachtenden Erscheinungen am Kreislaufe abzuleiten; es bedarf nirgends der Zuhilfenahme neuer Annahmen. Die Berechnung ist nur stellenweise sehr verwickelt. Weit einfacher ist die Theorie der Mitral-Insufficienz, zu welcher ich jetzt übergehe.

V. Schlussunfähigkeit der Valvula mitralis.

Der Querschnitt der Klappe sei wieder $= \varphi$, der Defect in ihr habe den Werth $\beta\varphi$. Durch dieses Loch fliesst Blut zurück während der Contraction des Ventrikels, indessen nicht während der ganzen Zeit, innerhalb deren der Ventrikel contrahirt ist, sondern nur so, lange als er seinen Hohlraum verkleinert. Dies ist nach S. 11 eine Zeitdauer von 0,185 Secunden, während die ganze Systole die Zeit 0,3 Secunden beansprucht.

Während der Ventrikelcontraction steht der Kammerinhalt unter demselben oder eigentlich etwas höherem Drucke als das Blut in der Aorta . . . etwas höher, weil der Aortendruck ja überwunden werden muss. Der Fehler, den wir begehen, wird indessen nicht gross sein, wenn wir den Ventrikeldruck gleich dem der Aorta setzen, also $= 3{,}21$ m Wasser. In Folge dieses Druckes strömt einerseits Blut in die Aorta, wo wesentlich derselbe Druck herrscht, andererseits durch das Loch in der Mitralis in das diastolisch erschlaffte linke Atrium, dessen Druck wir $= 0$ setzen können. Im Ventrikel herrscht dabei ein constanter Druck.

Wir haben also wieder ein Gefäss, in dessen Boden ein Loch von der Grösse $\beta\varphi$ ist; im Gefässe herrscht dieses Mal ein als constant anzusehender Druck. Aus dem Gefässe strömt Flüssigkeit durch das Loch im Boden in einen anderen Raum, in welchem der Druck $= 0$ herrscht. Für die regurgitirende Blutmenge ergiebt sich folglich der Werth

$$Q = 0{,}62 \sqrt{2\,g \cdot \mathrm{p}} \, \frac{\beta\varphi}{\sqrt{1 - \beta^2}} \cdot \mathrm{s},$$

wenn s die Zeitdauer der Ventrikelzusammenziehung ist.

Diese Zeitdauer setzt sich nach Landois (citirt bei Hermann, Handbuch der Physiol., 4^{I} S. 172) zusammen aus 2 Theilen; der erste derselben ist eine Zeit von 0,085 Secunden, innerhalb deren der Ventrikel sich contrahirt, aber noch kein Blut in die Aorta strömt, da der Kammerdruck noch nicht stark genug geworden ist, um den Aorten-

7*

druck zu überwinden; der zweite Theil ist eine Zeit von 0,100 Se
cunden, in der das Blut thatsächlich in die Aorta fliesst.*) Für unsere
jetzigen Zwecke kommen beide Zeiträume in Betracht, in dem ersteren ist der Ventrikeldruck zwar noch nicht gleich dem Aortendrucke,
ist aber doch schon merklich, so dass jedenfalls bereits Blut ins
Atrium regurgitirt. Der Druck nimmt allmählich zu. Der genaue
Werth von Q würde daher durch ein Integral dargestellt werden.
Wir werden indessen keinen grossen Fehler begehen, wenn wir für
beide Zeiträume den Druck constant = 3,21 m setzen; für den ersten
Zeittheil setzen wir dadurch den Druck zu hoch, für den zweiten zu
niedrig, die dadurch begangenen Fehler gleichen mithin einander
einigermaassen aus.

Demnach ergiebt sich:

$$Q = 0{,}62 \sqrt{2 . 3{,}21\, g}\ \frac{\beta\varphi}{\sqrt{1 - \beta^2}} . 0{,}185$$

$$Q = 40{,}84\ \frac{\beta\varphi}{\sqrt{1 - \beta^2}}\ \text{Gramm.}$$

Für den Querschnitt φ der Mitralis kann der Werth

$$\varphi = 8\ \text{Quadratcentimeter} = 0{,}0008\ \text{Quadratmeter}$$

gesetzt werden. Dann erhalten wir folgende Tabelle:

Tabelle IX (Mitral-Insufficienz).

β	Q = Rückflussmenge		
	absolut und in % von A = 188 g		
0,01	7,27 Gramm	=	3,87 %
0,05	36,34 „	=	19,33 „
0,1	72,67 „	=	33,33 „
0,2	145,34 „	=	77,31 „
0,3	225 „	=	119 „
0,4	320 „	=	174 „
0,5	414 „	=	220 „
0,6	545 „	=	290 „
0,7	712 „	=	379 „
0,8	967 „	=	504 „
0,9	1497 „	=	797 „
0,95	2209 „	=	1122 „

*) Dazu kommt dann noch die Zeit, in welcher der bereits leer
gewordene Ventrikel contrahirt bleibt.

Es stellt sich zunächst heraus, dass für gleichen Werth von β, d. h. für relativ gleichen anatomischen Betrag des Klappenfehlers bei Mitral-Insufficienz eine geringere Blutmenge regurgitirt als bei der der Aorta, und zwar wesentlich in Folge des Umstandes, dass die Contraction des Ventrikels eine kürzere Zeit einnimmt als seine Erschlaffung.

Bei $\beta = 0{,}1$ wird gerade $^1/_3$ des normalen Ventrikelinhalts zurückgeworfen. Für $\beta = 0{,}25$, bei Zerstörung des vierten Theiles der Klappe, wird eine solche Menge ins Atrium zurückgeworfen, als der ganze normale Ventrikelinhalt ausmacht. Für höhere Werthe von β würde daher unmittelbar nach Eintritt des Klappenfehlers die Rückflussmenge nicht den berechneten Werth erreichen können, da ja der Ventrikel nur die Menge $A = 1{,}88$ Gramm fasst.

Bei gesundem Herzen fliesst normal der ganze Ventrikelinhalt A in die Aorta, und zwar innerhalb der Zeit $0{,}185$, wenn wir der Einfachheit halber annehmen, dass sofort bei Beginn der Ventrikelsystole der Druck hoch genug ist um den Aortendruck zu überwinden. Das Resultat wird hierdurch nicht wesentlich beeinflusst. In der Zeiteinheit fliesst also durch die Aortenklappen die Menge

$$a = \frac{0{,}188}{0{,}185} = 1{,}016 \text{ Kilogramm,}$$

in der Zeit τ also die Menge $a\tau$ hindurch.

Nun werde die Mitralis schlussunfähig. Durch sie regurgitirt dann in der Zeit τ die Menge:

$$0{,}62 \sqrt{2 \cdot 1{,}21\,g}\, \frac{\beta\varphi}{\sqrt{1 - \beta^2}} \cdot \tau = b\tau$$

Während der Systole des Ventrikels fliesst also durch beide Klappen zusammen die Menge

$$(a + b)\,\tau = V$$

hindurch. Ist V der Ventrikelinhalt, so fliesst aus ihm das Blut nur in der Zeit

$$\tau = \frac{V}{a + b}.$$

In die Aorta strömt dabei die Menge:

$$a\tau = \frac{a}{a + b} V,$$

in das Atrium die Menge

$$b\tau = \frac{b}{a + b} V.$$

Von dem ganzen Ventrikelinhalte gelangt folglich ein constanter, der αte Bruchtheil, wie es v. Dusch voraussetzt (vgl. S. 21) in den Vorhof zurück, und zwar ist

$$\alpha = \frac{b}{a + b};$$

α ist daher in der That, wie es v. Dusch annimmt, von dem Werthe des Ventrikelinhaltes unabhängig; es hängt ab nur von der Grösse des Defectes.

Damit der Mitralfehler compensirt sei, muss in jeder Systole die Menge A in die Aorta gelangen. Da deren Klappen schliessen, so bleibt dann A im Arteriensysteme. Folglich muss

$$a\tau = \frac{a}{a + b} V = A$$

werden, oder

$$V = \frac{a + b}{a} A = A + \frac{b}{a} A = A + b\tau,$$

da $\frac{A}{a}$ die normale Zeit der Ventrikelverkleinerung $= 0,185$ ist. Mithin folgt

$$V = A + Q.$$

Der Inhalt des Ventrikels muss sich für die Compensation

um Q vergrössert haben. — Da diese Menge Q immer ins Atrium zurückgelangt, letzteres aber auch die neu hinzukommende Menge A aufnehmen muss, so muss es sich ebenfalls um Q vergrössern.

Die Compensation einer Mitral-Insufficienz verlangt somit, dass die linke Kammer und Vorkammer je um den Betrag Q dilatirt werden.

Diese Dehnung kann, wie oben S. 60 ff. gezeigt wurde, nur sehr langsam erfolgen. Das Atrium wird dabei durch den gleichen Druck 3,5 mal so stark gedehnt werden, als der Ventrikel. Wir haben daher nur nöthig die Dilatation des Ventrikels ins Auge zu fassen. Dieselbe kommt durch die vom Vorhofe in dessen Systole entwickelte Druckkraft zu Stande. Von jeder Dehnung wird ein gewisser Bruchtheil als bleibende Dehnung zurückbleiben. Ganz ebenso, wie S. 66 bei der Aorten-Insufficienz ergiebt sich, dass der Ventrikel dann hinreichend dilatirt sein wird, wenn die Summe aller dieser bleibenden Dehnungen = Q geworden ist. Schon ehe der Ventrikel um Q dilatirt ist, wird das Atrium, als leichter dehnbar, ebenso stark erweitert sein. Sobald diese Dilatation der Kammer um Q eingetreten ist, gelangt die normale Blutmenge A aus den Lungen bei jeder Herzrevolution in die Aorta, d. h. die Compensation ist hergestellt. Eine einzelne Herzrevolution verläuft nach dem Schema:

Phase	Vorhof	Kammer	Aorta
P	Q + A	o	o
D	o	Q + A	o
S	Q	o	A

Voraussetzung dabei ist, dass Vorkammer und Kammer genügend muskelkräftig sind, um die vermehrte Blutmenge zu bewegen.

Da der rechte Ventrikel normaler Weise bei jeder Contraction die Menge A durch die Lungen ins linke Atrium schickt, so wird, so lange diese Dilatation noch nicht eingetreten ist, Stauung in den Lungengefässen bestehen, diese Stauung wird den rechten Ventrikel zu vermehrter Thätigkeit, zu Erhöhung seines Contractionsdruckes veranlassen. Durch dessen Wirkung wird die Dilatation des linken Herzens, d. h. die Einrichtung der Compensation zu Stande kommen; ist dieselbe aber einmal eingerichtet, und sind linker Ventrikel und linkes Atrium genügend muskelkräftig, so ist für das rechte Herz kein Grund zur Mehrarbeit vorhanden, da von ihm dann die normale Menge A. ins linke Herz getrieben wird und hierzu nur die früher schon bestehenden Widerstände der Lungengefässe, nicht aber solche, die aus dem linken Herzen selbst entspringen, zu überwinden sind. Das rechte Herz hat folglich bei einer Mitral-Insufficienz nur eine vorübergehende, keine dauernde Mehrarbeit zu leisten, zu einer Hypertrophie ist daher zunächst kein Anlass.

So lange das linke Herz im Stande ist, die Blutmenge $A + Q$ zu treiben, beschränken sich Dilatation und Hypertrophie auf diese Herzhälfte.

Zur Compensation einer Mitral-Insufficienz sind daher Dilatation und Hypertrophie des linken Atriums und des linken Ventrikels hinreichend, soweit nicht folgende Ueberlegung platz greift.

Die etwaige Schwäche des linken Ventrikels wird ebenso wenig wie bei den anderen Klappenfehlern durch Mehrarbeit seitens eines anderen Herzabschnittes compensirt werden können. Dagegen kann das linke Atrium durch Mehrarbeit des rechten Ventrikels entlastet werden. Das Atrium soll die Menge $Q + A$ in der Zeit seiner Systole in den Ventrikel treiben, seine Arbeitsleistung wächst also im Verhältnisse $\frac{Q + A}{A}$. Kommt das Blut unter vermehrtem Drucke aus den Lungenvenen an, so wird es in der Zeit der ganzen Ventrikeldiastole, welche etwa 4 mal so gross ist als die der Vorhofssystole, in die Kammer strömen können. Soll also die rechte Kammer stärkeren Druck aufbringen, so braucht diese Drucksteigerung nur den vierten

Theil derer zu betragen, welche sich ohne Berücksichtigung dieses Umstandes ergeben würde. Nehmen wir an, der Vorhof leiste gar keine Mehrarbeit, treibe somit durch eigene Kraft nur die normale Menge A in die Kammer, so fällt die ganze Arbeit Q . 0,1 Meter ... 0,1 m ist der normale Vorhofsdruck nach S. 44 ... auf die rechte Kammer. Die normale systolische Arbeit der letzteren ist $= A . 1,07$ m; dieselbe wächst um $Q . 0,1$ m, wird also im Verhältnisse $\frac{0,1}{1,07} \frac{Q}{A} = 0,093 \frac{Q}{A}$ vermehrt. Für $\beta = 0,5$ d. h. die Zerstörung der Hälfte der Klappe ergiebt dies eine Arbeitssteigerung von $20,46\,^0/_0$, für $\beta = 0,95$ eine solche von $104,35\,^0/_0$.

Eine Mehrleistung und eine sich entsprechend ausbildende Hypertrophie des rechten Ventrikels kann demnach wenigstens die linke Vorkammer entlasten. Die dazu nöthige Drucksteigerung bleibt aber bei geringem Grade des Klappenfehlers sehr gering, wird merklich etwa bei Zerstörung der Hälfte der Klappe und erlangt einen grösseren Werth erst bei solchen Graden des Klappendefectes, bei denen sicherlich der linke Ventrikel den an ihn gestellten Anforderungen nicht mehr genügen kann. (Entsprechend der Drucksteigerung müsste der linke Vorhof noch etwas stärker dilatirt werden, als es die Zahlen der Tabelle IX angeben.) Ferner wird der früher bei den anderen Fehlern berücksichtigte Umstand, dass der hypertrophische und dilatirte linke Ventrikel schwerer beweglich geworden ist, dazu beitragen, den Druck der rechten Kammer etwas wachsen zu lassen.

Eine mässige Hypertrophie — ohne Dilatation — der rechten Kammer wird mithin bei Mitral-Insufficienz eintreten, aber wesentlich nur zur Entlastung des linken Vorhofs. Diese Hypertrophie hält sich innerhalb sehr enger Grenzen und wird klinisch wohl hauptsächlich an der Verstärkung des zweiten Pulmonalistones erkennbar sein. Zur Entlastung des linken Ventrikels, auf welchen auch hier die Hauptarbeit zur Herstellung der Compensation entfällt, kann sie nichts beitragen. Vorhanden ist sie aber jedenfalls, da der muskelschwache linke

Vorhof seinerseits wohl nur bei sehr geringen Graden der Insufficienz ausreicht.

Da in Wirklichkeit der Ventrikel bei Beginn der Systole noch kein Blut in die Aorta treibt, vielmehr erst einige Zeit vergeht, bis der Aortendruck überwunden ist (S. 99), so kann es bei starker Zerstörung der Mitralklappe, welche plötzlich eintritt, geschehen, dass der ganze Inhalt des Ventrikels, welcher ja zunächst die normale Grösse hat, in den Vorhof regurgitirt, und dass also gar kein Blut in die Aorta gelangt. Es würde dies demnach eine plötzliche vollständige Unterbrechung des Kreislaufs bedeuten. Die Rechnung ergiebt, dass dieser Fall etwa bei $\beta = 0{,}5$ und für grössere Werthe von β eintritt. Die plötzliche Zerstörung von etwa der Hälfte der Mitralklappe ist daher eine tödtliche Verletzung (vgl. S. 65). Bildet sich dagegen eine ebenso schwere oder noch schwerere Insufficienz allmählich aus, so hat das linke Herz Zeit, sich dem anzupassen. Fehler, die plötzlich entstehend tödten, können daher, wenn langsam zu Stande kommend, compensirt werden.

In der Formel für die Rückflussmenge Q (S. 100) kommt als Factor die Zeit s der Ventrikelverkleinerung vor. Durch eine Verkürzung dieser Zeit muss folglich die Rückflussmenge abnehmen. Eine schnellere Contraction erfordert eine gewisse Erhöhung des Ventrikeldruckes, und zwar wenn s zu αs abnimmt $(\alpha < 1)$, von p zu $\frac{1}{\alpha}$ p. Denn wenn in der Zeit dt die Blutmenge dM in die Aorta gebracht werden soll unter dem Druck p, so ist dazu eine Arbeit

$$d\mathrm{W} = \mathrm{p} \, . \, d\mathrm{M} \, . \, d\mathrm{t}$$

erforderlich. Die ganze systolische Arbeit ist dann durch das Integral

$$\mathrm{W} = \int \mathrm{p} \, . \, d\mathrm{M} \, . \, d\mathrm{t} = \mathrm{ps} \int d\mathrm{M} = \mathrm{p} \, . \, \mathrm{s} \, . \, \mathrm{A}$$

dargestellt, dessen Grenzen für t die Werthe o und s sind. Wird die Systole verkürzt, ohne dass die im Ganzen zu treibende Blutmenge sich ändert, so muss p den neuen Werth p_1 annehmen. Da die Arbeit den unverändert gebliebenen Widerständen der Gefässbahn entspricht, so bleibt W unverändert. Jetzt wird demnach die Arbeit

$$W = \int p_1 \, d\mathrm{M} \cdot d\mathrm{t}$$
$$= p_1 \cdot \alpha s \int d\mathrm{M} = p_1 \cdot \alpha s \cdot \mathrm{A}$$

Mithin muss

$$p_1 = \frac{p}{\alpha}$$

werden. Da der Werth von Q ferner von $\sqrt{p}$ abhängt, so wird somit bei einer Abnahme von s zu αs die Grösse Q nur zu $\sqrt{\alpha}$ Q abnehmen. Immerhin wird eine Abnahme von Q und dadurch eine Verkleinerung der Ventrikelarbeit erreicht. Es kommt dazu, dass alsdann eine längere Zeit für die Pause übrig bleibt, also für die Ruhe des Herzens, ein Umstand, der für die Erhaltung der Compensation von Nutzen sein dürfte.

Nimmt s ab zu 0,5 s, so nimmt Q ab zu 0,707 Q. Um eine erhebliche Erleichterung der Ventrikelarbeit zu erhalten, müsste somit s schon ziemlich beträchtlich verkleinert werden. Da es sich aber unter allen Umständen um eine hypertrophische Muskelmasse handelt, so wird deren Contractionszeit nicht gar zu sehr verkürzt werden können. Die Verkleinerung von s wird daher nur von sehr beschränkter Wirkung sein.

Immerhin sieht man an den Pulscurven der Mitral-Insufficienz ein sehr schnelles Ansteigen des Druckes, so dass also s in der That einen geringen Werth hat.

Im Uebrigen wird der Puls wesentlich das normale Bild zeigen. In die Aorta strömt bei jeder Systole die normale Menge A unter dem normalen Drucke, es regurgitirt nichts aus ihr, hierin verhält sich alles wie bei gesundem Herzen. Die Druckverhältnisse in der Aorta haben daher auch keinen Einfluss auf den Werth von Q; die Berechnung ist folglich mit dem Vorstehenden erledigt und es bedarf keiner Correcturen, wie sie bei der Aorten-Insufficienz nothwendig waren. Von der Reibung wollten wir nach S. 53 absehen.

VI. Die combinirten Klappenfehler.

Es würde noch nöthig sein, die combinirten Klappenfehler zu untersuchen. Dieselben bieten indessen nichts Neues dar; die Wirkungen der einzelnen Fehler summiren bezw. multipliciren sich einfach. Eine solche Combination ist unter allen Umständen ein ungünstiges Ereigniss.

Bei Eichhorst, spec. Pathol. u. Ther. I, S. 157 (erste Aufl.) wird behauptet: „Eine Combination von Insufficienz und Stenosis an ein und derselben Klappe ist kein ungünstiges Ereigniss; denn rücksichtlich des Einflusses auf den Kreislauf bestreben sich beide Fehler in ihren Functionsstörungen gegenseitig zu eliminiren. Um das mit wenigen Worten zu erweisen, wählen wir als Exempel eine Combination von Stenosis des Aortenostiums und Insufficienz der Aortenklappen heraus. Bei der Diastole des linken Ventrikels hindert die vorhandene Stenosis, dass das Blut durch die schlussunfähigen Aortenklappen so frei und ergiebig regurgitirt, als das ohne bestehende Stenose der Fall sein würde. Aber auch bei der Systole des linken Ventrikels wird die Wirkung der Insufficienz durch die vorhandene Stenosis wesentlich abgeschwächt. Umgekehrt aber ist es die trotzdem immer mögliche Regurgitation 'des Blutes, welche eine reine Stenosenwirkung nicht zur Geltung kommen lässt."

Das ist doch zum mindesten vollkommen unklar! Denken wir uns Stenose und Insufficienz an der Aorta verbunden, so ist es doch offenbar, dass gerade das Loch in der Klappe trotz der Stenosis genau ebenso als vorher offen steht und dass gerade die verengte Stelle eben nicht von dem Loche eingenommen ist; denn eine verschlossene Oeffnung ist keine Oeffnung mehr und eine stets offene Stelle ist für den systolischen Blutstrom durchaus wegsam. Besteht neben der Schlussunfähigkeit eine Verengerung, so wird die Regurgitation des Blutes hiervon in keiner Weise beeinflusst. Wieso gar bei der Systole des linken Ventrikels die Wirkung der Insufficienz durch die Stenose abgeschwächt werden soll, ist ganz unerfindlich.

Es sind hierbei anscheinend anatomische und functionelle Veränderungen nicht genügend von einander geschieden. Soll ein Klappendefect — functionell eine Insufficienz — heilen, so kann dies nur auf demselben Wege geschehen, auf welchem allgemein im Körper pathologische Defecte geschlossen werden, nämlich durch Narbenbildung. Bekanntlich führt aber Narbenbildung in einem Kanale, wie ihn doch die Herzostien darstellen, nur zu leicht zu einer Verengerung; die Insufficienz kann also so ausheilen, dass eine Stenose an ihre Stelle tritt. Wie aber noch genauer ausgeführt werden soll, ist eine Stenose der functionell günstigere Klappenfehler. Wenn etwa die Hälfte eines bisherigen Klappenloches durch Narben verschlossen wird, so ist diese Stenose von weit weniger schädigendem Einflusse auf die Herzaction, als die Insufficienz es war, an deren Stelle sie tritt; thatsächlich ist es also günstig, wenn eine Stenose an Stelle einer Insufficienz tritt. Ungünstig ist es dagegen, wenn sie neben einer Insufficienz auftritt, ohne dass diese letztere anatomisch dadurch gebessert wird. Denken wir uns z. B. die eine Aortenklappe durchlöchert, die zweite dagegen, etwa durch Verkalkung unbeweglich, so wird das Blut durch die Löcher der ersten Klappe ganz ebenso leicht regurgitiren als wenn die zweite Klappe gesund wäre. Nur in solchen Fällen besteht aber eigentlich eine Combination von Stenose und Insufficienz; der erste Fall, wo ein Fehler durch einen anderen ersetzt wird, ist doch anatomisch und functionell etwas anderes. — Sind mehrere Fehler combinirt, so ist ihre Gesammtwirkung gleich der Summe bezw. dem Producte der einzelnen Wirkungen jedes einzelnen Fehlers besonders betrachtet. Kommt dagegen zu einem bereits bestehenden Klappenfehler ein neuer so hinzu, dass der erstere wesentlich verändert wird, so kann natürlich nur noch der zurückbleibende Rest in Rechnung gezogen werden. Im besonderen Falle muss untersucht werden, in wie weit die Herzarbeit durch die Veränderungen an den Klappen beeinflusst wird; es ist dann unschwierig, die gefundenen Formeln in Anwendung zu bringen.

Ein häufig vorkommender combinirter Klappenfehler ist z. B. der, dass die ganze Klappe in starres, zum Theil verkalktes Narbengewebe verwandelt ist, innerhalb dessen eine, gerade für einen Finger durchgängige Oeffnung den einzigen permanent offenstehenden Weg des Blutes darstellt. Rechnet man als Querschnitt einer solchen Oeffnung die Fläche von 1 Quadratcentimeter, so ergiebt sich bei der Aorta, dass zur Compensation die Capacität des linken Ventrikels um $140\% = 264$ Gramm vermehrt sein muss, dass das Gefässsystem um 76 ccm dilatirt sein muss, und dass der systolische Ventrikeldruck den Maximalwerth $= 3{,}72$ m Wasser erreichen muss. Ist derselbe Fehler an der Mitralis vorhanden, so beträgt die zur Compensation erforderliche Erweiterung des linken Ventrikels und Atriums je 91 ccm $= 48\%$, der Ventrikeldruck bleibt unverändert, der systolische Vorhofsdruck steigt auf etwa 70 cm Wasser, ist um etwa 600% seines normalen Werthes erhöht.

VII. Allgemeine Betrachtung der Klappenfehler.

Recapituliren wir die gewonnenen Ergebnisse, so sehen wir, dass bei allen 4 Klappenfehlern des linken Herzens das linke Herz zur Compensation im Allgemeinen vollkommen ausreicht. Es ist, vorausgesetzt, dass der Klappenfehler nicht einen zu hohen Grad erreicht, durch Mehrarbeit des linken Herzens allein vollkommen möglich, dass durch die Capillaren für jede Ventrikelsystole die normale Blutmenge fliesst.

Es zeigt sich aber ein wesentlicher Unterschied zwischen Stenose und Insufficienz. Bei den Stenosen hat der betreffende Herzabschnitt einen höheren Druck zu leisten und ist sofort mit Eintritt der Verengerung in der Lage dies zu thun. Kann die Stenose überhaupt compensirt werden, so ist diese Compensation auch sofort vorhanden. Bei der Insufficienz vergeht dagegen erst eine kürzere oder längere Zeit nach Eintritt des Defectes, innerhalb deren der Kreislauf gestört ist. Während dieser Zeit hat das rechte Herz Mehrarbeit zu leisten, die dazu dient, das linke Herz zu dilatiren. Eine Insufficienz ist also ohne wenigstens vorübergehende Mehrarbeit des rechten Ventrikels nicht compensirbar.

Der von Riegel aufgestellte, S. 3 citirte Satz: „Die Stenose bewirkt von Beginn an ungleiche Blutvertheilung, die Insufficienz schädigt zunächst den Kreislauf nicht . . .“ ist demzufolge nicht richtig. Die Stenose schädigt den Kreislauf zunächst nicht; die Insufficienz bewirkt zunächst ungleiche Blutvertheilung.

Diese aus der Schlussunfähigkeit entspringende ungleiche Blutvertheilung ist daher nur vorübergehend; nach einiger Zeit ist wieder eine genügende, gleichmässige Blutströmung vorhanden.

Für die Beurtheilung der Frage der Compensation ist nun meines Erachtens folgende Ueberlegung von Bedeutung:

Wir können von einer wirklichen Compensation nur dann sprechen, wenn das linke Herz allein ausreicht, um den Arterien die normale Blutmenge unter normalem mittleren Drucke zuzuführen. Es genügt nicht, dass überhaupt die normale Blutzufuhr besteht, sondern das linke Herz allein muss dies leisten. Die oben S. 49 und S. 105 besprochene, vom rechten Ventrikel geleistete Compensation bei den Mitralfehlern ist nur dadurch zu ermöglichen, dass in den Lungengefässen ein gegen die Norm erhöhter Druck herrscht. Sobald dies aber geschieht, werden die Lungengefässe, vor allem die Lungencapillaren sich unter dem auf ihren Wanderungen lastenden Drucke erweitern und Ectasien bilden; namentlich gilt dies von den die Lungenalveolen umspinnenden Netzen, da der zugleich auf ihnen lastende Druck der Lungenluft das Hereintreten der mit Blut überfüllten Gefässschlingen in die Alveolarräume nicht hindert.*) Da die Lungen sich dann nicht mehr unter normalen Verhältnissen befinden, vielmehr die bekannten Störungen der „Herzfehlerlunge“ aufweisen, so kann man dies nicht mehr als eine wirkliche Compensation im strengen Sinne des Wortes auffassen. Der Herzfehler ist dann zwar noch für den grossen Kreislauf com-

---

*) Vgl. Oertel, Therapie der Kreislaufstörungen, S. 4.

pensirt, aber nicht mehr für den kleinen. Bei erheblicheren Mitralfehlern ist folglich eine Compensation im ganz strengen Sinne des Wortes nicht möglich. Ich will jedoch im Folgenden von dieser Veränderung im Lungenkreislaufe absehen, und für den Mitralfehler nur die Forderung aufstellen, dass der grosse Kreislauf unverändert stattfinde.

Es sind indessen noch zwei Umstände zu erörtern, welche der wirklichen Compensation bei den Insufficienzen hindernd im Wege stehen könnten. — Wir sahen, dass für etwas grössere Werthe des Defectes die Dilatation recht beträchtlich wird. Da diese Vergrösserung des Herzens Raum beansprucht, so muss Lunge verdrängt werden. Die hierdurch bewirkte Raumbeengung des Thorax entspricht zwar nicht ohne Weiteres der Dilatation des Herzens; denn der diastolisch einen grossen Raum einnehmende Ventrikel bezw. Vorhof beansprucht in seiner Systole einen viel kleineren Raum. Während aber bei der Mitral-Insufficienz die Kammer sich zusammenzieht, erweitert sich der Vorhof und umgekehrt; bei der Aorten-Insufficienz erweitern sich entsprechend während der Kammersystole die grossen intrathoracischen Arterien; eine Raumbeschränkung ergiebt sich daher jedenfalls. Im Vergleiche zur Vitalcapacität ist dieselbe aber nicht sehr ins Gewicht fallend. Bei der Mitral-Insufficienz beträgt sie erst für etwa $\beta = 0{,}6$, wenn $^3/_5$ der Klappe zerstört sind, ungefähr 10 % der Vitalcapacität. Entsprechend ist es bei der Aorta. Für sehr grosse Werthe von β wird diese Verkleinerung des Thoraxraumes aber sicherlich nicht bedeutungslos sein. Wenn sie auch einigermaassen durch ein Tiefertreten des Zwerchfells ausgeglichen werden kann, so wird doch im Wesentlichen die Raumbeengung nur durch verstärkte Athmung compensirt werden können. Für kleinere Werthe von β ist aber die Vergrösserung des Herzens dem Lungenvolumen gegenüber doch nicht gross genug, um die Lage eines an Herzfehler leidenden wesentlich zu verschlechtern. Eine Verkleinerung der Vitalcapacität um 10 % würde eine Vermehrung der Zahl der Athemzüge um 10 % zur Folge haben, eine Vermehrung, welche innerhalb der physiologischen Grenzen liegt. Die Dilatatio cordis hat daher nur für sehr grosse Werthe von β eine Erschwerung der Athmung zur Folge; für diese erheblichen Werthe des Defectes wäre theoretisch eine vollständige Compensation zwar für den Kreislauf möglich, aber nur auf Kosten einer Verstärkung der Athmung. Da für diese ganz grossen Werthe von β so wie so aber, wie wir noch sehen werden, eine Compensation kaum denkbar ist, so brauchen wir die Lungencompression nicht weiter zu berücksichtigen.

Die unter der Wirkung eines bestimmten äusseren Druckes p eintretende Volumsänderung der Lunge lässt sich übrigens ganz auf dieselbe Weise berechnen, wie oben S. 62 das Volumen des Ventrikels berechnet wurde. Als Elasticitäts-Coefficient der Lunge kann man denselben Werth wie für die Arterienwand, $E = 0{,}0726$ benützen. Man muss dabei ausgehen von der Volumsänderung einer einzelnen Alveole. Nach Messungen an eigenen mikroskopischen Präparaten fand ich das Verhältniss des äusseren Radius R_1 einer Alveole zum inneren R_0 gleich 21 : 20. Ist V_1 dann das ursprüngliche Volumen der Lunge beim Drucke $= 0$, V das beim Drucke p, so ergiebt sich die Gleichung

$$\log \operatorname{nat} \left(1 - \frac{V}{V_1} \right) = - 28{,}9 \, p,$$

worin der Druck in Kilogramm auf den Quadratcentimeter Fläche gerechnet ist.

Bei der gewöhnlichen, ruhigen Athmung ist $V_1 = 3300$ ccm, $V = 500$ cm, mithin

$$\frac{V}{V_1} = \frac{5}{33} \qquad 1 - \frac{V}{V_1} = 0{,}848$$

$$\lg \operatorname{nat} 0{,}848 = - 0{,}165$$

$$p = 0{,}005775 \text{ Kilo}$$

$$p = 5{,}8 \text{ cm Wasser} = 4{,}5 \text{ mm Quecksilber.}$$

Nach Donders ist die Druckschwankung bei ruhiger Athmung etwa $= 4$ mm Hg.

Bei stärkster Ausathmung ist $V_1 = 5200$, $V = 3780$, mithin

$$\frac{V}{V_1} = \frac{378}{520} \qquad 1 - \frac{V}{V_1} = 0{,}273$$

$$\log \operatorname{nat} \left(1 - \frac{V}{V_1} \right) = - 1{,}321$$

$$p = 0{,}046235 \text{ Kilo}$$

$$p = 46 \text{ cm Wasser} = 35 \text{ mm Hg.}$$

Hierfür giebt Donders erheblich höhere Werthe an, nämlich p etwa = 80 mm. Immerhin zeigt sich, dass die obige Gleichung ganz gut die durch Druck stattfindende Compression von Hohlgebilden darstellt.

Derselbe Druck, welcher die Lungensubstanz, die Alveolen schon sehr stark comprimirt, wirkt bei Weitem schwächer auf die Lungengefässe, da deren Wandstärke verhältnissmässig viel grösser ist, als die der Lungenbläschen. Die Rechnung zeigt, dass derselbe Druck, welcher die kleineren Lungengefässe um einen bestimmten Betrag comprimirt, die Alveolen um etwa das 14,5 fache dieses Betrages comprimirt. Die Capillaren werden im Allgemeinen überhaupt nicht comprimirt werden, da sie nach dem freien Lumen der Alveolen ausweichen können.

Ein zweiter Umstand, welcher die Compensation bei einer Insufficienz erschweren könnte, ist, dass mit der Vergrösserung des Herzens, eventuell der ganzen Arterienbahn nothwendig eine Vermehrung der Blutmenge des ganzen Körpers verbunden ist. Bei Schlussunfähigkeit der Mitralis muss die Blutmenge des Körpers um den Betrag Q der Rückflussmenge, bei der der Aortenklappen um den der Dilatation des Arteriensystems vermehrt werden. Beide Beträge können nach den Tabellen IX und VII recht beträchtlich werden. Da der sonst gesunde Körper bekanntlich darauf eingerichtet ist (Landois, Physiol. § 97), dass das Blut durch 27 Herzschläge einmal durch die ganze Gefässbahn getrieben wird, so könnte man leicht meinen, dass, da jetzt zu diesem vollständigen Kreislaufe eine grössere Anzahl von Herzschlägen erforderlich ist, hierdurch eine weitere Vermehrung der Herzarbeit bedingt wird. Eine einfache Ueberlegung zeigt aber, dass dies nicht der Fall ist. Trotz der Verlangsamung der ganzen Kreislaufszeit wird den Organen, sobald die Compensation in der bisher betrachteten Form eingetreten ist, gerade die normale Menge arteriellen Blutes in der Zeiteinheit zugeführt; es dauert lediglich längere Zeit, bis das Blut aus den Lungenvenen zu den Körpercapillaren gelangt. Auf diesem Wege verliert es aber nichts von den zur Ernährung des Körpers dienenden Stoffen, daher ist eine Verkürzung dieser

Zeit nicht erforderlich. — Die Vermehrung der ganzen Blutmenge hat also keine Vermehrung der Herzarbeit, die noch nicht
berücksichtigt wäre, zur Folge.

Von Bedeutung ist es dagegen noch, zu überlegen, in
welcher Weise die zur Compensirung der Klappenfehler erforderliche Mehrarbeit verbraucht wird. — Für die Stenosen ist
dies leicht festzustellen; bei ihnen handelt es sich um vermehrte
Reibungswiderstände; die Mehrarbeit wird daher, wie stets bei
Ueberwindung von Reibung, unmittelbar in Wärme umgesetzt.
Etwas anders verhält es sich bei den Insufficienzen. Man könnte
hier zunächst glauben, der regurgitirende Blutstrom treffe auf
das aus den weiter zurückliegenden Herzabschnitten, bezw. aus
der Lunge kommende Blut, beide Blutströme halten einander
auf, und so werde die Mehrarbeit verbraucht. Zum Theil mag
dies auch der Fall sein, die beiden Blutströme reiben sich sicherlich an einander, dadurch wird einerseits lebendige Kraft des
rückläufigen Stromes verbraucht, andererseits die Arbeit des zurückliegenden Herzabschnittes etwas vermehrt. Indessen ist diese
Reibung doch nur recht geringfügig. Bei der Aorten-Insufficienz haben beide Blutströme im Wesentlichen die gleiche
Richtung von der Herzbasis zur Spitze; bei der Mitral-Insufficienz sind die Richtungen allerdings einander entgegengesetzt,
so dass hier die Reibung beträchtlicher sein würde; wesentlich
ist aber, dass zur Compensation der Ventrikel, bezw. der Vorhof
zur entsprechenden Geräumigkeit dilatirt sein musste, dass also
beide Blutströme, der normale und der regurgitirende, in einen
Hohlraum von entsprechender Grösse gelangen, in welchem sie
ohne weiteres zusammen Platz finden. Reibung zwischen den
Flüssigkeitstheilchen findet gewiss statt, sie ist aber doch sehr
gering, macht höchstens einen geringen Bruchtheil der verloren
gehenden Arbeit aus. Diese Arbeit muss vielmehr im Wesentlichen
durch den Widerstand der Wandung des Hohlraumes vernichtet
werden, und zwar an der Stelle, an welche der rückläufige Blutstrom
anprallt; hier muss der Strom seine lebendige Kraft ebenso ver-
lieren wie ein auf den Boden fallender Körper. Die verloren

gehende lebendige Kraft wird wie immer in Schall, Wärme u. s. w. umgesetzt. Bei der Aorten - Insufficienz prallt der Blutstrom gegen die Spitze des Herzens, hier wird also die Umgebung der linken Mammilla und der Winkel zwischen linker vorderer Brustwand und Zwerchfell bei jeder Diastole des linken Ventrikels sehr stark erschüttert werden; dem fortdauernden Anprallen des Blutes wird die Brustwand allmählich nachgeben, es wird daher eine Hervorwölbung der Herzgegend, ein Herzbuckel (voussure) entstehen. Da der systolische, ja beträchtlich verstärkte Spitzenstoss ebenfalls eine Erschütterung giebt, so wird die linke vordere Brustwand sich in beständiger Bewegung befinden, und es wird sehr schwer zu unterscheiden sein, was von diesen Bewegungen systolisch, was diastolisch ist. Thatsächlich bemerkt man auch bei hochgradiger Aorten-Insufficienz ein unregelmässiges Hin- und Herwogen der linken Brustwand und fühlt deutlich sowohl systolische als diastolische Stösse. Ein Theil des Stosses muss vom Zwerchfelle aufgefangen werden, dadurch werden die ihm hier anliegenden Organe, linker Leberlappen und Magen, mit betroffen werden, auch sie müssen einen Theil des Stosses erhalten. Vielleicht erklärt sich hieraus ein Theil der Magenbeschwerden bei der Aorten-Insufficienz. — Bei der Mitral-Insufficienz trifft der Stoss des rückläufigen Blutes direct den zweiten linken Intercostalraum hart am Sternum. Bei jeder stärkeren Mitral-Insufficienz muss folglich diese Stelle systolisch (Ventrikelsystole) stark erschüttert werden. Thatsächlich wird diese Erscheinung auch beobachtet, nur wird sie in den Lehrbüchern gewöhnlich anders gedeutet. Bei Eichhorst, spec. Pathol. u. Ther. I, S. 138 findet sich in dem die Mitral-Insufficienz behandelnden Abschnitte z. B. folgende Bemerkung: „In manchen Fällen wird eine systolische Pulsation im zweiten linken Intercostalraume sichtbar. Dieselbe stellt sich dann ein, wenn die Pulmonalarterie stark erweitert ist und nach Verdrängung des linken medianen vorderen Lungenrandes der Brustwand unmittelbar anzuliegen kommt." Diese Erklärung ist offenbar sehr mangelhaft; denn es ist nicht gesagt, wieso es zu einer solchen Erweiterung der Lungenarterie kommen kann. Die von mir aufgestellte Theorie erklärt die Erscheinung viel einfacher. Da gerade diese Stelle die festeste der ganzen vorderen Brustwand ist, so ist sie sehr geeignet, den Stoss auszuhalten; erst bei sehr starken Fehlern wird daher die Erschütterung nach aussen fortgeleitet und sichtbar und fühlbar werden.

Fassen wir die erhaltenen Resultate zusammen, so ergiebt sich Folgendes:

Jeder Klappenfehler des linken Herzens, welcher nicht zu hochgradig ist, kann durch Mehrarbeit des linken Herzens allein gedeckt werden.

Bei den Stenosen erfolgt die Compensation durch Hypertrophie, bei den Insufficienzen durch Hypertrophie und Dilatation bestimmter Herzabschnitte.

An der Herstellung der Compensation ist der rechte Ventrikel nur bei den Mitralfehlern betheiligt.

Nur für die Arbeit des linken Vorhofs kann weitere Compensation durch die rechte Kammer bewirkt werden.

Ist der linke Ventrikel für die ihm obliegende Arbeit zu schwach, so ist der Fehler nicht mehr compensirbar.

Speciell gilt für die einzelnen Klappenfehler folgendes:

Es ist erforderlich zur Compensation:

1. Bei Verengerung der Semilunarklappen der Aorta: Hypertrophie ohne Dilatation des linken Ventrikels. Erhöhung des systolischen Ventrikeldruckes — Verlängerung der Systole, Verkürzung der Diastole des Ventrikels.

2. Bei Verengerung der Valvula mitralis:
   a) Geringer Grad des Fehlers: Hypertrophie ohne Dilatation des linken Vorhofs, Erhöhung des systolischen Vorhofdruckes — Verkürzung der Systole, Verlängerung der Diastole des linken Ventrikels.
   b) Hoher Grad des Fehlers: Hypertrophie mit

Dilatation des linken Vorhofs, Hypertrophie ohne Dilatation der rechten Kammer — Verkürzung der Systole, Verlängerung der Diastole des linken Ventrikels.

3. Bei Schlussunfähigkeit der Semilunarklappen der Aorta: Dilatation und Hypertrophie des linken Ventrikels. Verkürzung der Zeit der Ventrikelerschlaffung. Erhöhung des systolischen Ventrikeldruckes. Das Arteriensystem ist erweitert. Vermehrung der arteriellen Blutmenge. Grosse Druckschwankungen im Gefässsysteme, wobei aber der mittlere Gefässdruck unverändert bleibt. Bei sehr hohen Graden centripetaler Venenpuls und leichte Dyspnoe in Folge Lungencompression.

4. Bei Schlussunfähigkeit der Valvula mitralis: Dilatation und Hypertrophie des ganzen linken Herzens ohne Erhöhung des Druckes der Vorhofs- bezw. Ventrikelcontraction — Verkürzung der Zeit der Ventrikelzusammenziehung. Bei höheren Graden des Fehlers kommt, unter stärkerer Dilatation des linken Vorhofs, hinzu Hypertrophie ohne Dilatation des rechten Ventrikels mit Erhöhung des systolischen Druckes in demselben.

Dilatation des rechten Ventrikels entsteht erst als Folge der gestörten Compensation. Bei den Fehlern der Aortenklappen ist die Hypertrophie des rechten Ventrikels (kenntlich eventuell an der Verstärkung des zweiten Pulmonalistones) Zeichen der Compensationsstörung.

VIII. Die relative Prognose der Klappenfehler.

Viel umstritten in der Lehre von den Herzfehlern ist die Frage, welche Klappenerkrankung die beste Prognose giebt. Bald wird die Aorten-Insufficienz, bald die Aortenstenose, bald wieder die Mitral-Insufficienz als der günstigste Herzfehler bezeichnet, als der bei welchem die Compensation am leichtesten eintrete und, wenn eingetreten, am längsten erhalten bleibe. Einigkeit herrscht fast nur darüber, dass die Mitralstenose ungünstig sei.

Die Prognose eines Klappenfehlers hängt offenbar wesentlich von dem Maasse der zur Compensation erforderlichen Mehrarbeit ab. Der Herzfehler, bei welchem die zu leistende Mehrarbeit am geringsten ausfällt, wird am leichtesten zu compensiren sein, und seine Compensation wird am längsten erhalten bleiben.

Die bisher entwickelten Formeln gestatten es uns diese Mehrarbeit zu berechnen.

Ist V der Inhalt eines Herzabschnittes, p der Druck, mit welchem er sich contrahirt, so ist

$$L = V . p$$

die bei jeder Systole zu leistende Arbeit. Es kommt darauf an, zu berechnen, um wie viel Procent des ursprünglichen Werthes für das gesunde Herz die Arbeit in jedem einzelnen Falle zunehmen muss. Die Arbeit des normalen Herzens ist für eine einzelne Systole beim linken Ventrikel = 0,604 Kilogrammmeter anzusetzen (Landois, Physiol. § 68).

Unter Beibehaltung der früher angenommenen Herzdimensionen ergeben sich dann folgende Tabellen, in denen β die bisherige Bedeutung hat:

Tabelle X.

Verengerung der Semilunarklappen der Aorta.

β	Mehrarbeit des linken Ventrikels absolut und in Procent der normalen Arbeit		
0,01	0,00005 Kilogramm-Meter	= 0,00623	%
0,05	0,00018	„	= 0,0342	„
0,1	0,00038	„	= 0,0622	„
0,2	0,00105	„	= 0,174	„
0,3	0,00196	„	= 0,323	„

β	Mehrarbeit des linken Ventrikels absolut und in Procent der normalen Arbeit		
0,4	0,00333 Kilogramm-Meter	$=$	0,55 %
0,5	0,00564 „	$=$	0,933 „
0,6	0,0110 „	$=$	1,633 „
0,7	0,019 „	$=$	3,14 „
0,8	0,045 „	$=$	7,464 „
0,9	0,186 „	$=$	30,789 „
0,95	0,75 „	$=$	124,09 „
0,99	18,80 „	$=$	3110 „

Für die Berechnung der Mehrarbeit bei der Aorten-Insufficienz ist zu berücksichtigen, dass der Druck während der Ventrikelsystole nicht constant bleibt, sondern nach den in Tabelle VIII angegebenen Werthen schwankt. Die zurückgeflossene Menge Q wird unter allmählich zunehmendem Druck, die Menge A unter constantem Drucke p_1 in die Aorta gebracht. Zur Beförderung der Menge A ist folglich eine Arbeit $A \cdot p_1$ erforderlich. Zur Beförderung der Menge Q st eine Arbeit W_1 erforderlich, deren Werth durch ein Integral dargestellt wird. Die unendlich kleine Menge dQ wird unter dem Drucke p in die Aorta gebracht, für sie ist also die Arbeit $p \cdot dQ$ erforderlich. Für die ganze Menge Q ist daher die Arbeit

$$W_1 = \int_0^Q p \cdot dQ$$

nothwendig. Hierin ist

$$p = p_1 + 5{,}00 \; \text{log nat} \left(1 - \frac{Q}{V_2} \right)$$

wo p_1 der Tabelle VIII, V_2 der Tabelle VII zu entnehmen ist. Die ganze systolische Ventrikelarbeit ist daher:

$$L = A\,p_1 + \int_0^Q \left\{ p_1 + 5{,}00 \; \text{log nat} \left(1 - \frac{Q}{V_2} \right) \right\} dQ.$$

Führt man das Integral aus, so ergiebt sich

$$L = A\,p_1 - (5{,}00 - p_1)\, Q_1 - 5\,(V_2 - Q)\; \text{log nat} \left(1 - \frac{Q}{V_2} \right)$$

oder

$$L = A\,p_1 - (5{,}00 - p_1)\, Q_1 - 11{,}51\,(V_2 - Q)\; \text{log vulg} \left(1 - \frac{Q}{V_2} \right).$$

Dies liefert folgende Tabelle:

Tabelle XI.

Schlussunfähigkeit der Semilunarklappen der Aorta.

β	Mehrarbeit des linken Ventrikels, absolut und in Procent der normalen Arbeit		
0,01	0,044 Kilogramm-Meter	=	7,3 $^0/_0$
0,05	0,204	„	= 33,8 „
0,1	0,405	„	= 66,9 „
0,2	0,854	„	= 142 „
0,3	1,338	„	= 221 „
0,4	1,856	„	= 307 „
0,5	2,488	„	= 412 „
0,6	3,272	„	= 542 „
0,7	4,373	„	= 724 „
0,721	4,643	„	= 759 „
0,8	5,969	„	= 987 „
0,9	9,851	„	= 1631 „
0,95	11,025	„	= 1825 „

Für die S. 110 besprochene Combination von Aortenstenose und Insufficienz, wobei die Klappe bis auf eine ein Quadratcentimeter weite permanente Oeffnung unbeweglich geworden ist, beträgt die erforderliche Mehrarbeit

$$0,962 \text{ Kilogramm-Meter} = 159^0/_0$$

der normalen Arbeit.

Tabelle XII.

Schlussunfähigkeit der Valvula mitralis.

β	Mehrarbeit des linken Ventrikels absolut und in Procent der normalen Arbeit		
0,01	0,0237 Kilogramm-Meter	=	3,8 $^0/_0$
0,05	0,1167	„	= 19,3 „
0,1	0,233	„	= 38,7 „
0,2	0,467	„	= 77,3 „

β	Mehrarbeit des linken Ventrikels absolut und in Procent der normalen Arbeit			
0,3	0,722	„	=	120 %
0,4	1,027	„	=	170 „
0,5	1,329	„	=	220 „
0,6	1,809	„	=	290 „
0,7	2,286	„	=	389 „
0,8	3,104	„	=	514 „
0,9	4,806	„	=	796 „
0,95	7,09	„	=	1179 „

Für den linken Vorhof gelten dieselben Procentzahlen. Die Arbeit des letzteren kann grösstentheils vom rechten Ventrikel geleistet werden.

Um eine Abschätzung der bei einer Mitralstenose erforderlichen Mehrarbeit zu ermöglichen, will ich wiederum den systolischen Vorhofsdruck (nach S. 44) = 10 cm Wasser setzen, und annehmen, 1 cm dieses Druckes werde für den Reibungswiderstand der normalen Klappe verbraucht. Unter dieser Annahme ergiebt sich folgende Tabelle:

Tabelle XIII.

Verengerung der Valvula mitralis.

β	Mehrarbeit des linken Vorhofs in Procent der normalen Arbeit
0,01	0,2 %
0,05	1,13 „
0,1	2,0 „
0,2	5,6 „
0,3	10,4 „
0,4	17,7 „
0,5	30 „
0,6	52,5 „
0,7	101,1 „
0,8	240 „
0,9	990 „
0,95	3990 „

Die normale Arbeit des linken Vorhofs ist für jede Systole etwa $= 0{,}0188$ Kilogramm-Meter. Die absoluten Zahlen der Mehrarbeit sind für beide Stenosen dieselben.

Für die S. 110 besprochene Combination von Mitralstenose und Mitral-Insufficienz, wobei die Klappe bis auf eine 1 Quadratcentimeter weite permanente Oeffnung unbeweglich geworden ist, beträgt die erforderliche Mehrarbeit für den linken Ventrikel $0{,}292$ Kilogramm-Meter $= 48\,\%$ der normalen Arbeit; für den linken Vorhof beträgt sie $0{,}185$ Kilogramm-Meter $= 983\,\%$ seiner normalen Arbeit. In diesem Falle müsste demnach die Arbeit des linken Vorhofs grösstentheils vom rechten Ventrikel übernommen werden.

Wir sahen oben, dass der rechte Ventrikel die Mehrarbeit der linken Vorkammer bei den Mitralfehlern übernehmen kann. Nehmen wir an, er allein leiste die Compensation der Mitralstenose, so ergiebt sich, dass seine Arbeit um die in der folgenden Tabelle enthaltenen Procentzahlen vermehrt ist.

Tabelle XIV (Mitralstenose).

β	Mehrarbeit des den Fehler compensirenden rechten Ventrikels in Procent seiner normalen Arbeit
0,01	0,02 %
0,05	0,1 „
0,1	0,2 „
0,2	0,6 „
0,3	1,0 „
0,4	1,7 „
0,5	2,8 „
0,6	5,0 „
0,7	9,4 „
0,8	22,4 „
0,9	93 „
0,95	364 „

Aus den angeführten Tabellen geht zunächst hervor, dass für sämmtliche Herzfehler bei grossen Werthen von β, d. h. bei hohem Grade des Fehlers die zur Compensation erforderliche Mehrarbeit ausserordentlich hoch wird. Für jeden Klappenfehler wird daher eine Grenze sein, oberhalb deren eine Compensation unmöglich wird. Rechnen wir für diese Grenze etwa, dass die 6 fache Arbeit als in der Norm geleistet wird, so würde diese Unmöglichkeit einer Compensation eintreten für

1. Aortenstenose bei $\beta = 0{,}97$,
2. Mitralstenose bei $\beta = 0{,}97$ (mit Rücksicht auf die Mehrleistung der rechten Kammer),
3. Mitral-Insufficienz bei $\beta = 0{,}795$,
4. Aorten-Insufficienz bei $\beta = 0{,}58$.

Es zeigt sich hierin, und überhaupt in den Tabellen, dass die Stenosen eine weit geringere Mehrarbeit verursachen, als die Insufficienzen, und zwar gilt dies für die Verengerung sowohl der arteriellen als der venösen Klappe. Der zur Ueberwindung des Widerstandes der normalen Klappe erforderliche Druck p_0 wurde beide Male $= p_0 = 1$ cm gesetzt; das ist sicherlich ein zu hoch gegriffener Werth, der wirkliche Werth ist weit kleiner, in Wirklichkeit werden sich daher die Stenosen noch weit günstiger stellen, als dies aus den obigen Tabellen hervorgeht. Nur für excessiv hohe Werthe der Stenose wird die erforderliche Mehrarbeit grösser als bei der anatomisch gleichwerthigen Insufficienz. Für diese extremen Grade des Fehlers bieten also die Insufficienzen theoretisch günstigere Verhältnisse; es sind dies aber schon Grade, bei denen eine Compensation überhaupt, wie schon erwähnt wurde, kaum noch eintritt. Bei einem Verschlusse der halben Aortenklappe ist die Mehrarbeit noch nicht $= 1\,^0/_0$, ist also noch ganz unmerklich. Für $\beta = 0{,}9$, wenn sich bei der Systole nur noch $^1/_{10}$ des Klappenquerschnitts öffnet, wird die Mehrarbeit erst $= 30\,^0/_0$, ist also recht leicht zu leisten. Die Mitralstenose verhält sich ebenso günstig, wenngleich hier für höhere Grade der rechte Ventrikel die Mehrarbeit übernehmen muss, die Lunge also unter erhöhten Blutdruck geräth und blutüberfüllt wird.

Da die Werthe der Mehrarbeit bei den Stenosen von dem Werthe des für den entsprechenden normalen Aorten-, bezw. Herztheil erforderlichen Druckes abhängen, so ergiebt sich, dass die Verhältnisse um so ungünstiger liegen, einen je längeren stenosirten Ring die verengte Klappe bildet. Bekanntlich sind ferner gerade die Mitralstenosen meistens sehr hochgradig, also hierin nicht sehr günstig.

Ferner zeigt sich, dass die Mitral-Insufficienz weit günstiger liegt, als die der Aorta und zwar für alle Werthe von β, also für jeden Grad des Fehlers. Die so oft*) von Leyden geäusserte Meinung, dass die Mitral-Insufficienz eine günstigere Prognose gäbe als die der Aorta, ist mithin auf Grund der mathematischen Berechnung vollkommen zu bestätigen; bei der Mitral-Insufficienz ist die Mehrarbeit immer nur etwa $3/5$ von der bei der Aorta — bei gleichem Grade des Defects — erforderlichen.

Bei der Mitral-Insufficienz ist zudem die Dilatation des Herzens geringer, während bei ihr die Dilatation des Arteriensystems ganz wegfällt. Ferner ist bei ihr der Puls gar nicht oder nur sehr unbedeutend in seiner Form beeinflusst (vgl. S. 107); während er bei der Schlussunfähigkeit der Aortenklappen die bekannten S. 92 theoretisch abgeleiteten Veränderungen erfährt.

Es besteht demnach folgende Reihenfolge der Prognose (von den günstigeren Fällen zu den weniger günstigen fortschreitend).

Aorten-Stenose,

Mitral-Stenose,

Mitral-Insufficienz,

Aorten-Insufficienz.

Nur für sehr grosse Werthe von β ändert sich diese Reihen-

---

*) Z. B. in dem am 29. April 1889 im „Verein für innere Medicin zu Berlin" gehaltenen Vortrage „Ueber die Prognose der Herzkrankheiten".

folge und wird für Werthe von β, die schon nahezu $= 1$ sind: Mitral-Insufficienz, Aorten-Insufficienz, Aorten-Stenose, Mitral-Stenose. Dies sind aber schon Werthe von β, für welche sich zwar theoretisch ein Kreislauf construiren lässt, practisch aber eine Compensation wohl ausgeschlossen erscheint.

Das gefundene Resultat weicht einigermaassen von den Angaben ab, welche man gewöhnlich über die relative Prognose der Herzfehler in den Lehrbüchern findet. Im Allgemeinen wird die Stenose für den ungünstigeren Klappenfehler gehalten, vor allem aber der Aorten-Insufficienz nicht dieser ungünstige Platz, den ihr die Theorie anweist, gegeben.

Für die practische Probe auf die Richtigkeit der mathematischen Berechnung muss berücksichtigt werden, dass die Insufficienzen im Allgemeinen, anatomisch betrachtet, bei Weitem weniger schwer sind als die Stenosen. ·Häufig entsteht eine Stenose dadurch, dass ·die Ränder zweier Klappensegel oder Halbmondklappen mit einander verwachsen; dies bedeutet schon einen Verschluss von etwa der Hälfte der Klappe. Dazu kommen regelmässig noch secundäre Auflagerungen, die die Verengerung noch verstärken. Die Insufficienzen dagegen entstehen oft nur dadurch, dass 2 benachbarte Klappenränder einander nicht mehr berühren und einen Schlitz zwischen sich lassen; das ist aber ein verhältnissmässig kleiner Defect, der zudem durch Auflagerungen, Gerinnsel u. s. w. noch verkleinert wird. Da aber eine hochgradige Stenose namentlich der Mitralis schwerer zu compensiren ist, als eine geringfügige Insufficienz, so ist es nicht zu verwundern, dass die Stenosen bei oberflächlicher Betrachtung als das schwerere Leiden erscheinen. Sie sind eben meistens anatomisch schwerer; bei gleich schwerer anatomischer Störung ist aber die Stenose das functionell leichtere Leiden.*)

In vita wird es ja immer sehr schwer sein, Anhaltspunkte

---

*) In dem S. 110 besprochenen Falle von Combination von Stenose und Insufficienz der Mitralis ist z. B. die Stenose so hochgradig, dass das linke Atrium die Mehrarbeit sicherlich nicht mehr leisten kann, das rechte Herz also hypertrophiren muss.

zur Beurtheilung des Grades der anatomischen Klappenbeschädigung zu gewinnen. Die Stärke des Klappengeräusches*) kann dafür gar nicht maassgebend sein; nur der Betrag der Herzvergrösserung bietet uns einen Anhaltspunkt zur Beurtheilung. Auch post mortem wird es meistens schwer zu entscheiden sein, wann die etwa vorgefundenen Klappenveränderungen entstanden sind, und vor allem ob die übrigen am Herzen zu bemerkenden Veränderungen der Klappenerkrankung entsprechen. Meistens handelt es sich bei der Autopsie doch um Herzen, deren Musculatur eben nicht mehr den gesteigerten Ansprüchen genügte, um Atrophie eines früher hypertrophischen Herzens; wie oben gezeigt wurde, ändern sich aber dann die Verhältnisse sehr wesentlich, indem nun bisher nicht dilatirte Herzabschnitte erweitert werden können. Beweiskräftig sind nur Sectionen von Herzkranken, welche im Vollbesitze der Compensation zufällig in Folge eines Traumas plötzlich gestorben sind, so dass auch nicht eine Krankheit erst zur Entartung des Herzfleisches hat führen können.

Beweisend für die Richtigkeit der Theorie ist aber der Umstand, dass für jeden einzelnen Klappenfehler Beobachtungen in genügender Menge vorhanden· sind, die zeigen, dass jeder Fehler sehr lange Zeit hindurch so ertragen werden kann, dass der Besitzer sich in seiner Leistungsfähigkeit in keiner Weise vom Gesunden unterscheidet.

Aus der Theorie lässt· sich übrigens noch zeigen, in welcher Weise Arteriosklerose auf die Herzthätigkeit wirkt. Einerseits nehmen bei Arteriosklerose die Widerstände innerhalb der Gefässbahn zu; in dieser Hinsicht würde also die Herzthätigkeit ganz ebenso als durch eine Aortenstenose beeinflusst werden. Andererseits kann Arteriosklerose sich zu einem Herzfehler hinzugesellen. Wir sahen, dass nur

---

*) Die sogenannten Herzgeräusche entstehen bei Klappenfehlern wohl wesentlich dadurch, dass der Rand der Oeffnung, durch welche das Blut strömt, in unregelmässige Schwingungen versetzt wird. Die Wirbelbewegungen des Blutes sind wohl recht wenig daran betheiligt. Es ist anzunehmen, dass eine mathematische Berechnung auch hierüber Aufklärung verschaffen kann, ich behalte mir dies für eine spätere Arbeit vor.

bei der Aorten-Insufficienz die Elasticität der Gefässe eine Rolle spielt; bei den übrigen Klappenfehlern ist lediglich die zur Ueberwindung der vermehrten Gefässwiderstände nöthige Druckzunahme zu berücksichtigen. Bei der Aorten-Insufficienz ändert sich aber auch der Werth der Rückflussmenge. Zunächst ändert sich der Werth des Elasticitätscoefficienten E; derselbe wird grösser, als bei normalen Gefässen. Die Gleichung, welche die Beziehung zwischen Druck und Gefässinhalt darstellt, wird jetzt

$$p = p_1 + a \log \mathrm{nat} \left(1 - \frac{Q}{V_1} \right).$$

Bei gesunden Arterien war

$$p_1 = 3{,}21 \ \mathrm{m} \qquad a = 5{,}00 \ \mathrm{m}.$$

Bei Arteriosklerose wird p_1 grösser, dagegen a kleiner als bisher (vgl. die Entwicklung S. 75), p_1 wächst, weil der systolische Ventrikeldruck zur Ueberwindung der vermehrten Gefässwiderstände zunimmt. a nimmt ab, weil es umgekehrt proportional zu E ist. Daraus folgt aber, dass die Rückflussmenge Q grösser wird als bei gesunden Arterien.

Die Arteriosklerose verschlimmert also die Prognose besonders der Aorten-Insufficienz beträchtlich, wie dies auch Leyden in dem S. 123 erwähnten Vortrage betont.

Die entwickelte Theorie lässt sich selbstverständlich in ganz gleicher Weise auf die Klappenfehler des rechten Herzens anwenden, ebenso wie auf alle sonstigen Hindernisse des Kreislaufs, Aneurysmen u. s. w. Es wird dadurch aber nichts wesentlich neues mehr zu ermitteln sein.

Es lassen sich aber aus der Theorie auch einige Schlüsse für die Behandlung der Herzkrankheiten ableiten.

Ist bei einem Herzfehler Compensation in der oben eingehend dargelegten Weise vorhanden, d. h. wird sie bei einem Fehler des linken Herzens lediglich durch Mehrarbeit dieser linken Herzhälfte geleistet, so ist eine Behandlung nicht erforderlich. Zu warnen ist dann nur vor übertriebenen körperlichen Anstrengungen. Vor solchen hat sich aber auch der Besitzer eines normalen Herzens ganz ebenso zu hüten, da auch ein solches überangestrengt werden kann.

Ist dagegen einmal die Compensation gestört, versagt also der Herzmuskel, so dass ihm die bisher geleistete Arbeit zu viel wird, so liegen die Verhältnisse sofort ganz anders. Wenn es nicht gelingt, die Compensation herzustellen, so treten solche Störungen im Kreislaufe ein, dass der Körper dabei nicht bestehen kann. Es wird nicht genügend Blut in die Arterienbahn gebracht und in den Venen tritt Stauung ein. Wir haben nun zwei Angriffspunkte für unsere Therapie. Erstens können wir die Ansprüche, die an das Herz gestellt werden, vermindern. Wenn die den Organen zuzuführende Blutmenge verkleinert wird, so wird das Herz noch im Stande sein, den Kreislauf zu unterhalten. Mit einer solchen geringeren Blutzufuhr wird der Körper zufrieden sein, so lange er sich in Ruhe befindet, wenn er keine Arbeit zu leisten hat. Dann kann das vom Herzen in die Arterien gebrachte Blutquantum für die Ernährung der Organe ausreichen. Die erste Forderung ist somit körperliche Ruhe. Unterstützt wird diese Verringerung der Arbeit, wenn die Blutmenge im ganzen vermindert wird. Es würde sich hieraus der Nutzen der von Oertel empfohlenen „Durstkur" verstehen lassen. Sind die Gefässe weniger gefüllt, so ist der in ihnen herrschende Druck kleiner, und folglich die erforderliche Herzarbeit verringert. — Andererseits können wir aber darnach streben, den geschwächten Herzmuskel direct zu kräftigen. Bekanntlich besitzen wir hierfür in der Digitalis ein vortreffliches Mittel.

Ist also eine bisher vorhanden gewesene Compensation gestört, so sind: Ruhe, Beschränkung der Flüssigkeitszufuhr, Digitalis erforderlich.

Wie verhält es sich nun mit dem zweiten von Oertel empfohlenen Mittel, um die Herzthätigkeit zu regeln, mit der Herzgymnastik? Wird dieselbe, die doch durch Anstrengung der Körpermuskeln geleistet wird, eine Stärkung der insufficienten Herzmusculatur bewirken? Sobald ein Herzmuskel, der bisher durch Hypertrophie einen Klappenfehler compensirt hat, insufficient geworden ist, gewiss nicht. Der Herzmuskel ist ja so wie so nicht im Stande, die ihm obliegende Arbeit zu leisten; wird diese Arbeit noch durch erhöhte, an den Kreislauf gestellte

Ansprüche vermehrt, so wird die Sachlage doch bloss verschlimmert. Im Gegentheile sind alle körperlichen Anstrengungen möglichst fern zu halten, bis der Herzmuskel sich wieder erholt hat.*)

Nun giebt es aber Fälle, wo offenbar körperliche Anstrengung sehr günstig auf ein nicht genügend arbeitendes, klappenkrankes Herz wirkt. Oertel und andere Autoren haben hierfür durch Krankengeschichten den Beweis in genügendem Maasse geliefert. Es ist durchaus nichts Ungewöhnliches, dass ein Mensch, welcher alle Zeichen ungenügender Herzthätigkeit bei einem Herzfehler darbietet, unter körperlichen Anstrengungen sich viel wohler fühlt als in der Ruhe. Der Grund hierfür ergiebt sich aus Folgendem:

Bisher wurde immer davon ausgegangen, dass zur Compensation eines Herzfehlers gehöre, dass in den Kreislauf durch jede Herzrevolution die normale Blutmenge A gebracht werde. Damit der Körper normal arbeite, ist dies auch unbedingt erforderlich. Wenn weniger Blut in die Arterienbahn gebracht wird, so werden die Organe nicht normal ernährt, sie werden schwächer, und der Besitzer des Herzfehlers hat nicht die normale Leistungsfähigkeit. Deshalb ist dies aber noch nicht eine vitale Bedingung. Das Leben des Menschen kann auch bestehen, wenn eine geringere Blutmenge als A, etwa αA (mit $\alpha < 1$) vom Ventrikel in die Arterienbahn gebracht wird. Der Körper wird dann zwar nicht die normale Leistungsfähigkeit besitzen, der Mensch wird sich aber in der Ruhe oder bei nur

---

*) Ich selbst habe während dreijähriger Praxis im schlesischen Gebirge an der eingeborenen Bevölkerung ausnahmslos nachtheilige Einflüsse des Bergsteigens auf den Verlauf der Herzfehler beobachtet. Sobald einmal Zeichen der Herzschwäche auftraten, wirkte körperliche Bewegung in dem bergigen Gelände entschieden verschlimmernd. Bei Herzkranken, welche von ausserhalb, aus dem Flachlande kamen, wirkte das Bergsteigen dagegen ausserordentlich vortheilhaft. Im ersteren Falle handelte es sich eben um gestörte, im zweiten um noch nicht eingetretene Compensation. Die für Oertel'sche Behandlung passenden Fälle müssen genau ausgesucht werden.

geringen Anstrengungen ganz wohl befinden. — Wenn nun dauernd eine gegen die Norm verringerte Blutmenge vom linken Herzen ausgeworfen wird, so ist dies nicht anders zu ermöglichen, als wenn entsprechend auch der rechte Ventrikel weniger Blut durch die Lungen treibt, und das rechte Atrium weniger Blut aus den Hohlvenen entnimmt (vgl. S. 40). Es kommt dadurch ein richtiger Kreislauf zu Stande; denn schliesslich läuft doch jeder Kreislauf darauf hinaus, dass eben so viel Blut aus dem linken Herzen ausströmt, als ins rechte einströmt — abgerechnet die unterwegs eintretende Vermehrung der Blutflüssigkeit durch Aufnahme aus der Nahrung und ihre Verminderung durch Harn, Schweiss, Verdunstung. — Das rechte Herz wird hierdurch entlastet werden, das linke Herz wird vielleicht dieselbe Arbeit leisten als in der Norm, aber es fliesst in der Zeiteinheit eine geringere Blutmenge, αA statt A, durch den Querschnitt des Gefässsystems. Zunächst fliesst weniger Blut in der Zeiteinheit durch die Lungen, daher wird das Blut weniger stark arterialisirt als in der Norm, daraus folgt eine mehr oder minder starke Cyanose des Kranken. Ferner werden die Körperorgane weniger Blut erhalten, als sie normal beanspruchen, sie werden daher nicht mehr so leistungsfähig bleiben, sie werden vermehrten Anforderungen weniger gewachsen sein. Endlich wird auch das Herz selbst von den Aa. coronariae her weniger mit Blut versorgt sein, als in der Norm, es wird weniger gut ernährt werden; es wird in der Ruhe den Ansprüchen genügen, es wird aber keine Reservekräfte aufspeichern können, mithin etwaigen aussergewöhnlichen Anstrengungen nicht gewachsen sein. Möglicherweise wird es eine leichte Dilatation zeigen. Wir finden daher bei solchen Kranken einen richtigen Kreislauf ohne Stauungserscheinungen, aber leichte Cyanose, Unfähigkeit körperliche Arbeit zu leisten und Versagen des Herzens bei der geringsten Anstrengung. Der Herzfehler ist zwar für den Kreislauf compensirt, nicht aber für die Ernährung des Körpers. Ich will dies als den Zustand der „relativen Compensation" bezeichnen,

man könnte es eben so gut „relative Compensationsstörung"
nennen. In diesem Zustande wird eine erhebliche Verbesserung
der Herzthätigkeit durch Digitalis erreicht werden, da dieses
Mittel bekanntlich eine bessere Ernährung des Herzmuskels
herbeiführt. Durch Digitalis wird wenigstens erreicht, dass
das Herz nicht so leicht schon bei geringen Anstrengungen versagt. Digitalis wird aber noch nicht eine wahre Compensation
in dem früher verlangten Sinne herbeiführen. Dazu wird vielmehr die Oertel'sche Herzgymnastik führen. Bei (vorsichtig)
erzwungener körperlicher Anstrengung — eventuell wird das
Herz durch Digitalis zur Ertragung der erhöhten Ansprüche
befähigt — muss das Herz mehr Blut als bisher in den Körper
treiben,*) es muss sich daher kräftiger zusammenziehen, hypertrophiren und überhaupt den Bedingungen des Klappenfehlers
anpassen. Dadurch wird allmählich erreicht werden, dass eine
immer grössere Blutmenge in der Zeiteinheit durch die Gefässe
strömt, bis endlich der Klappenfehler vollständig in der erforderlichen Weise compensirt ist. Dann werden die Organe
genügend ernährt werden, und der Körper wird Arbeit leisten
können. Es wird dann auch die normale Blutmenge durch
die Lunge strömen, die Cyanose wird daher, da das Blut nunmehr genügend arterialisirt ist, verschwinden; und endlich wird
das Herz selbst besser mit Blut versorgt, daher besser ernährt
sein und weniger leicht versagen. Körperliche Anstrengung
kann daher bei einem Herzfehler, bei dem die Compensation
noch nicht eingetreten ist, dieselbe zu Stande bringen. Hier
ist das Herz einfach ein sonst gesunder Muskel, der lediglich
zu wenig angestrengt ist und daher nicht genügend kräftig
ist. Bei einem Herzen jedoch, bei welchem bisher Compensation eines Klappenfehlers bestanden hat, dieselbe aber durch
Uebermüdung, durch Degeneration der Muskelfasern verschwunden ist, kann körperliche Anstrengung nur schädlich
wirken.

---

*) Eingehend nachgewiesen von Oertel in der „Therapie der
Kreislaufstörungen".

Bei der Behandlung der Herzfehler sind daher sehr genaue Unterschiede zu machen. Die absolute, bloss durch Mehrarbeit des linken Herzens geleistete Compensation, verlangt keine Behandlung; die relative Compensation verlangt Herzgymnastik; die Störung einer früher vorhandenen Compensation verlangt zunächst Ruhe und Digitalis.